小牙齿，大健康

李静　张欣　著

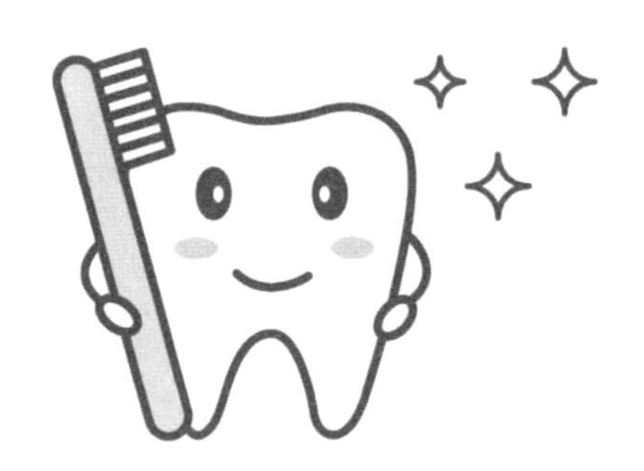

中国妇女出版社

图书在版编目（CIP）数据

小牙齿，大健康 / 李静，张欣著. -- 北京 ：中国妇女出版社，2022.1
ISBN 978-7-5127-2022-0

Ⅰ.①小… Ⅱ.①李… ②张… Ⅲ.①口腔－卫生－儿童读物 Ⅳ.①R780.1-49

中国版本图书馆CIP数据核字（2021）第168441号

小牙齿，大健康

作　　者：李　静　张　欣　著
选题策划：王晓晨
责任编辑：陈经慧
封面设计：季晨设计工作室
责任印制：王卫东
出版发行：中国妇女出版社
地　　址：北京市东城区史家胡同甲24号　　邮政编码：100010
电　　话：（010）65133160（发行部）　　65133161（邮购）
网　　址：www.womenbooks.cn
法律顾问：北京市道可特律师事务所
经　　销：各地新华书店
印　　刷：三河市祥达印刷包装有限公司
开　　本：165×235　1/16
印　　张：12
字　　数：140千字
版　　次：2022年1月第1版
印　　次：2022年1月第1次
书　　号：ISBN 978-7-5127-2022-0
定　　价：49.80元

推荐序

我国民间曾有个说法，“牙痛不是病，疼起来真要命”，说明牙痛是非常痛苦的。另外，过去许多人没把牙痛当作疾病，对牙病的危害认识不足。应该说，牙病也是病，会影响人们的身体健康。对儿童的危害就更大了，它不仅会损害局部的口腔健康，还会进一步影响儿童的牙齿、面部和全身的发育。

牙齿疾病发病率高，对儿童健康影响大，是当前我国儿童牙齿疾病的现状。我国《第四次全国口腔健康流行病学调查报告》显示，5岁儿童牙齿患病率高达71.9%，儿童牙齿外伤、错颌畸形、发育异常等疾病都呈上升趋势。要改变这一状态，向大众宣传正确的科普知识，对儿童牙病的防治非常重要，比如，最常见的儿童龋病是可以预防的，只要按正确的方法努力去做，就可以不得或少得。

由北京大学口腔医院副主任医师李静和资深媒体人张欣共同撰写的《小牙齿，大健康》介绍了0～3岁婴幼儿口腔发育和保健的相关知识，对于预防儿童牙齿疾病很实用。

这本书除了介绍一些牙病防治知识外，还给家长提供了很多实操性建议，并解答了家长在婴幼儿口腔保健方面的一些棘手问题。从专业性和实用性来讲，本书会成为婴幼儿口腔护理的得力帮手，家长参照书中的内容努力去做，就会使您的“小天使”口腔健康发育，拥有一副健康、美丽的牙齿，帮助他们更健康地成长。

葛立宏

北京大学口腔医学院　教授

2021年7月于北京

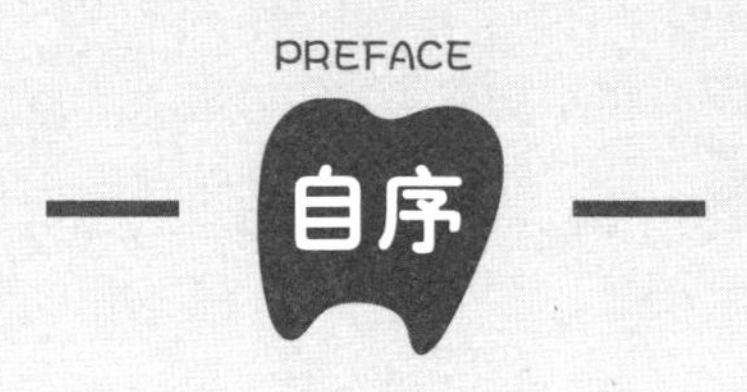

这本书在我心里已经酝酿很久了。

作为一名有20年工作经历的儿童口腔科医生，我每天都在和有牙齿问题的宝宝及他们的家人打交道，帮助他们解决因口腔问题带来的各种病痛。

口腔科医生看起来“手到病除”，让孩子脱离了疼痛折磨，但这样单纯的治疗远远不足，能够彻底解决的问题也非常有限。因为日常生活中疏于维护，也许过不了多久，孩子的牙齿又出现了更为严重的问题。类似情况比比皆是：有的孩子口腔里的龋齿就没有断过，有的孩子不足3岁就要做全麻治疗，牙齿龋坏严重需要进行根管治疗，或者因为牙齿已经变成残冠、残根而被拔除，凡此种种，都变得不足为奇……

作为一名工作了20年的儿童口腔科医生，治疗了成百上千例患者，但很多时候还是要在孩子们的哭闹中使出浑身解数，疲于应对……

我知道，很多爸爸妈妈会有一堆的问题要问：

为什么孩子一去医院看牙就哭？

为什么补一颗牙要去好几次？

为什么补过的牙又疼了？

为什么孩子的龋齿层出不穷？

为什么连乳牙都要矫正？

……

在回答之前，我也有一个问题要问："无论医术怎样精进，凭借医生的一己之力，这些问题就可以得到解决吗？"

先给大家看一组数据。《第四次全国口腔健康流行病学调查报告》显示：我国5岁儿童乳牙龋患率为70.9%，平均龋齿数为4.24颗，比十年前上升了5.8个百分点。12岁儿童恒牙龋患率为34.5%，平均龋齿数为0.86颗，比十年前上升了7.8个百分点。

简言之，患龋齿的孩子越来越多。而就我所了解的，孩子们的各种口腔问题也越来越复杂。为什么会这样？原因之一在于我们现在吃的甜食、精细食物越来越多。儿童每年糖的摄入量大约比上一年增长16%，听起来是不是有点儿吓人？但这个甜蜜的诱惑确实有点儿让孩子难拒绝。

与此同时，成人对孩子的牙齿健康越来越关注。有不少家长会主动、定期地带孩子检查牙齿，会给孩子从小开始刷牙，会给孩子看有关保护牙齿的绘本、唱刷牙的歌谣……有调查显示，有超过五分之一的5岁以上的孩子，能够每天刷两次牙。这些对于我们口腔科医生来说，都是特别值得宽慰的好消息。但也有一些容易被忽略的问题。

对于3岁之前的孩子，很多父母的关注点还仅仅停留在培养刷牙习惯上。一些口腔健康常识如果只靠绘本和儿歌获得，建立口腔保健意识的确够了，但对于口腔健康问题的认识和寻求解决途径还远远不足，比如，如何科学地清洁口腔、一些口腔问题的居家应对、口腔与身心发育的相互影响等。

对于4～6岁的孩子，乳牙龋患率较高，8～9岁的孩子牙外伤率较高。由于多数孩子害怕去医院看牙，而且家长对牙齿治疗认识不足，更无法保证带孩子去医院定期检查和治疗。如此一来，往往给以后恒牙的替换留下了大量问题和隐患。

还有很关键的一点：大多数人都是牙齿出了毛病才去看医生。

人不可能不得病，但对于所有的疾病来说，预防比治疗重要得多。这是我们医生最想倡导的健康观念——预防胜于治疗，也是我写这本书的初衷所在。

我能接触到的孩子和家庭很多，喜欢和他们聊天，继而成为朋友。很多孩子表面看起来很简单的牙齿疾病，致病因素往往复杂多样，比如，喂养方式、饮食习惯、心理因素、亲子关系、养育者的状态等，都会影响到口腔健康。所以，保证口腔健康并不是单纯地清洁口腔那么简单。

对于上述与牙齿疾病相关的问题，书中也做了一些分析，并提出了相应建议，权作抛砖引玉。

而令我尤为感慨的是，孩子及其家人的状态，与他们的牙齿状况关联性很大。不少超过十年就诊时间的小朋友，他们会定期来找我检查牙齿，一些问题还没有导致严重后果就得到了及时解决。我们的相约就像老朋友聚会一样，简单、轻松、愉悦。与此同时，不少初次就诊的宝宝，一检查就发现牙齿问题相当严重，而由于不能顺利配合治疗，不得

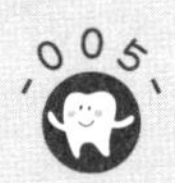

不做全麻的选择，或者遗憾地放弃治疗。

写到这儿，我想说一个与本书有关的心愿：衷心地希望每一个前来就诊的孩子，不是因为被病痛和恐惧所裹挟，而是心怀期待，习以为常。每次见面，都不用担心、不用害怕，只用笑着大声说：“你好！医生！”

李 静

2021年8月

导读

对爸爸妈妈来说，能够给孩子受用一生的最珍贵的财富就是健康的身体和心理。写这本书也是基于此。本书之所以被命名为《小牙齿，大健康》，在于小牙齿指的是小宝宝的乳牙，它们形态小，跟随宝宝的时间相对较短；大健康，指的是宝宝的口腔发育，与身材、心理的全方位健康息息相关。所以本书的核心内容不是单纯地介绍婴幼儿牙齿和口腔发育，而是一本婴幼儿健康成长书。

本书共分为六个部分，以宝宝口腔发育、口腔健康管理为主线，穿插为大家介绍口腔健康与孩子健康成长的相互作用和影响。希望读者能够明白，孩子小小的牙齿和口腔，与身体的健康发育是密不可分的，口腔健康不容忽视。

第一部分，介绍了宝宝牙齿发育的不同阶段。爸爸妈妈可以了解到，怎样给新生儿清洁口腔；乳牙的萌出顺序和时间；出牙过程中宝宝表现出来的一些有趣现象。

第二部分，针对宝宝不同阶段口腔的变化，如何做好口腔清洁。这

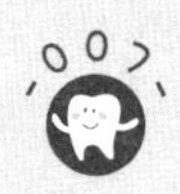

里的清洁工作，绝不是刷牙那么简单，因为给宝宝清洁口腔，要选择正确的时机、方法、姿势和工具。由于龋病是乳牙健康的最大威胁，所以还总结了在哪些情况下宝宝更容易患龋齿，告诉爸爸妈妈怎样进行龋病的风险评估，以及可以采取的应对措施。

第三部分，简述了乳牙期可能出现的一些问题，例如龋齿（蛀牙）、牙齿缺失（牙齿数目不对）、牙齿排列不齐等，并进一步介绍了龋病的危害、预防和治疗方法。对于牙齿不齐、数目异常等情况的判断和治疗，也进行了相应的说明。

第四部分，当宝宝牙齿出现问题或进行口腔检查时，爸爸妈妈如何积极配合医生的工作，并取得事半功倍的效果？相信这是困扰很多爸爸妈妈的烦恼。对这些亟待解决的问题，本部分逐一进行了解答，以此缓解爸爸妈妈带宝宝看牙的焦虑。希望一家人能在和谐的氛围中配合医生，共同捍卫宝宝的牙齿健康。

第五部分，口腔是消化道的起始之处，也是宝宝获得食物、摄取营养的重要身体部位。在这里，我们探讨了对于不同年龄段的宝宝，怎样建立科学的饮食习惯，以及这些习惯对口腔健康的重要作用。同时，还对一些有损于牙齿健康的喂养习惯和错误观念进行了剖析和纠正。

第六部分，口腔虽小，却与身心发育密不可分。如颜面部发育、语言发育、体格姿态、呼吸习惯和气道发育等，都与口腔的健康状况联系紧密。这些新鲜有趣的知识，可能很多人都不知道，一定不要错过！

另外，本书旨在给读者提供有价值的口腔健康参考信息，并不能替代针对性的健康检查和专业咨询。如有需要，建议读者进一步咨询正规的医疗机构及相关专业人士。

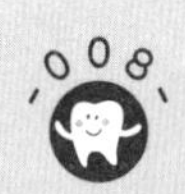

CONTENTS

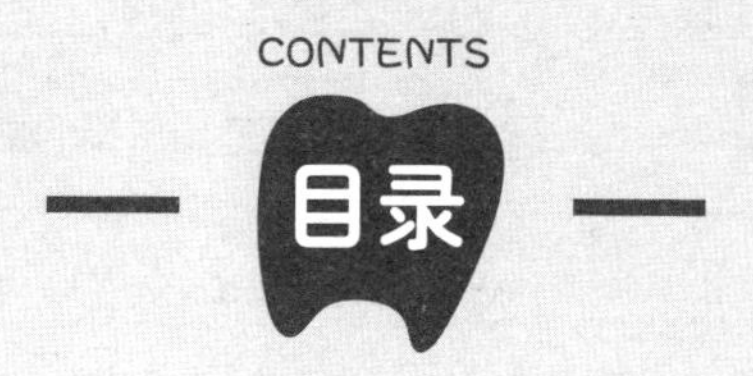

Chapter 1
宝宝牙齿发育的不同阶段

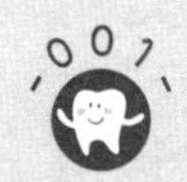

Chapter 2
宝宝的口腔护理与清洁，不是刷牙那么简单

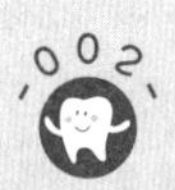

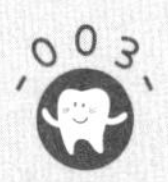
003

Chapter 4
配合口腔科医生治疗，事半功倍

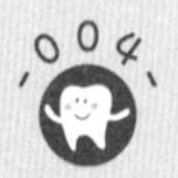

Chapter 5
科学的饮食习惯，对宝宝的口腔健康很重要

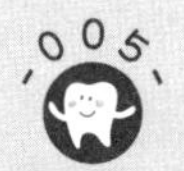

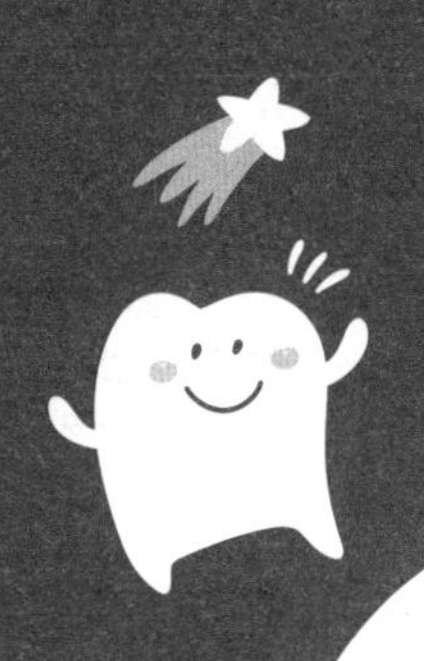

Chapter 1

宝宝牙齿发育的不同阶段

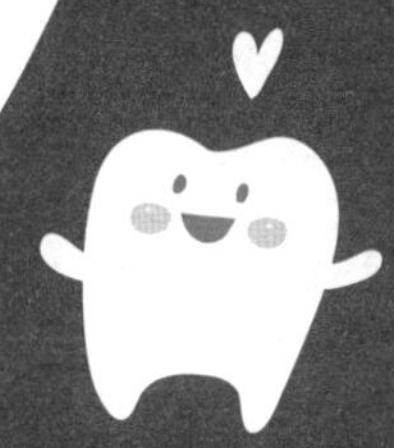

对宝宝来说，口腔和牙齿是他们最重要的咀嚼器官。所以，让我们先来了解一下宝宝乳牙的情况吧！宝宝的牙齿什么时候萌出？又是怎样萌出的？萌出的样子正常吗？有哪些情况是不正常的？在宝宝牙齿萌出的过程中，还会有哪些有趣的现象？如何促进宝宝口腔的健康发育呢？

本章会按照宝宝口腔发育的时间轴线，一一回答这些问题。

◆ 宝宝出牙前的口腔问题 ◆

宝宝出牙前，需要进行口腔护理吗

答案是肯定的。口腔是食物、空气进出的门户，保证口腔的清洁，可以预防口腔疾病，并让宝宝感受到更美味的食物、更清爽的气息。正因为如此，即使宝宝还没有长牙，我们也应当每天给宝宝清洁口腔。

为什么没长牙的宝宝也要重视口腔的安全和卫生呢？这跟宝宝口腔的结构特点分不开。

我们一起先了解一下新生宝宝的口腔吧！

口腔的内壁——柔软娇嫩的口腔黏膜

宝宝的口腔内壁是柔软的黏膜组织，即使是上腭区域，也比成年人的黏膜更为娇嫩。由于口腔内存在大量的口水，口腔内壁的表面总是湿润、光滑的。

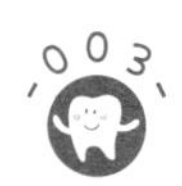

口腔的中间——柔软、表面有“绒毛”的小肉舌头

舌头是人类进食和说话的重要器官。舌头与上牙床、嘴唇形成封闭的通路，进行波浪形的运动，可以帮助宝宝吸吮乳汁，或顺利将食物送至喉咙。舌体的张弛还可以改变口腔中的压力，对口腔形态和语音发育起到重要作用。此外，舌头还可以尝出各种味道，感知不同的温度。

空间调节器——鼓鼓的小腮帮里藏着的颊脂垫①

在宝宝吮吸时，颊脂垫可以缩小口腔的空间，增加口腔内部的压力，帮助宝宝更轻松地吮吸乳汁。

小牙床——未来牙齿萌出的部位

刚出生的宝宝，还没有长出牙齿，只有小牙床。宝宝张开嘴时可以看到，牙床在舌头和嘴唇之间，呈圆弧条状隆起，上边一个，下边一个，这是未来牙齿萌出的部位。在小牙床的里面，藏着牙齿的“种子”——牙胚。贴近口腔的一排是乳牙的牙胚，乳牙牙胚的下方还有正在发育的恒牙的牙胚。

扁桃体——口腔的防卫区域

扁桃体位于口腔和咽部的交界处，是防范外界的细菌和病毒通过口腔侵入人体的第一道防线。扁桃体区域有大量的淋巴组织和免疫细胞，可以应对从口腔入侵的细菌或病毒，保护宝宝的身体健康。

---

① 存在于宝宝双颊的软组织里，由脂肪组织构成。

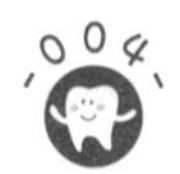

咽喉——食物与空气的通路

咽喉是口腔的重要关口，也是细菌、病毒等致病微生物进出的门户。

咽鼓管①的开口——口腔与中耳的通路

宝宝咽鼓管的开口比较低，再加上它此时的形态还比较平缓，导致口腔中的液体、分泌物都可能通过咽鼓管在口腔的开口处进入中耳，引发炎症。

口水“工厂”——产生唾液的部位

宝宝的口水比较多，是因为吞咽能力还比较弱，口水经常会从小嘴巴里流出来。产生口水的地方叫唾液腺，分布在口腔的颊侧、口底以及部分黏膜的内侧。还有一对腮腺，位于耳前区域，分泌的液体通过导管流入口中，成为唾液的一部分。口水里有消化食物的消化酶，还有抵抗疾病的免疫因子。

小贴士 口腔和疾病很亲密

由于口腔是人体与外界接触的一个重要门户，因此细菌、病毒、真菌都可能通过口腔引发疾病，比如手足口病、疱疹性咽峡

① 是一个细长的管腔，一端开口位于口腔的后部（鼻咽部），另一端到达中耳，是沟通鼻腔、咽腔和中耳的解剖通道。咽鼓管的结构很难直接观察到。

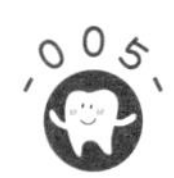

炎、扁桃体炎、轮状病毒感染、诺如病毒感染、鹅口疮等。

当然，口腔中并不是没有细菌的空白环境，口腔中存在大量的、各种各样的细菌微生物，它们大多数不会引起疾病。这些微生物可以按照一定的比例存在，在口腔中形成一个相对稳定、和谐的微生态环境，维持口腔内的生态平衡。

但是，当孩子的身体抵抗力发生变化，或者入侵的病原体太多、太凶猛，就会引发疾病。化脓性扁桃体炎就是致病的细菌进攻过于猛烈，导致扁桃体“吃了败仗”，产生了炎症。

小嘴巴周围的肌肉——动力来源

小嘴巴的各种运动，是通过口腔周围的肌肉收缩或舒张来实现的。这些肌肉一般呈对称分布，运动起来也是相互协调制约，是嘴巴运动和行使功能的原动力。

马牙不是牙

乳牙未萌出的宝宝有时会长马牙，表现为牙床上露出白色的、比较硬的小颗粒。这些小颗粒是牙齿形成过程中产生的“副产品”，随着月龄的增长，如果这些小硬颗粒数量少，往往会自行脱落，通常情况下也不会影响宝宝乳牙的萌出，可以不予理会；如果颗粒较多，影响进食，或者出现了相应炎症，建议带宝宝去看牙科医生。

诞生牙

有很少一部分宝宝，在出生时或者出生后不久，可以看到下牙床上有牙齿存在，我们称之为“诞生牙”。这种牙齿是提前萌出的乳牙，由于发育不好，常常比较松动，而且质地也软。如果诞生牙影响到宝宝吃奶，或者特别松动（有可能脱落到气管内引起窒息），应带宝宝去医院看口腔科医生。当然，如果这些早早萌出的牙齿没有对宝宝造成不利影响，而且比较牢固，就可以细心维护，保留下来。

小贴士 长诞生牙的地方还会不会长乳牙

诞生牙是乳牙过早萌出的一种现象，这种乳牙通常发育不良，牙体较软，牙根很短，脱落或拔除后不会再长出乳牙。

◆ 乳牙开始萌出了 ◆

乳牙“发芽”的时间和顺序

在妈妈肚子里，小乳牙就开始发育了

宝宝的乳牙是什么时候开始生长的呢？是宝宝长牙的时候？是宝宝出生的时候？还是更早些时候呢？

当宝宝还在妈妈肚子里的时候，妈妈怀孕3个月左右，胎儿的颌骨里就出现了形成牙齿的细胞团。随着胎儿的发育，这些细胞团逐渐变成牙齿的形态；等到宝宝出生时，这些牙齿的雏形开始钙化，变得坚硬；宝宝6个月左右，这些乳牙开始在口腔萌出。所有的乳牙萌出，要经历2～2.5年的漫长过程。

乳牙的萌出顺序

乳牙不是同时出现在宝宝口腔中的，它们按照一定的顺序，从前向后成对地萌出。最先萌出的是下颌的下前牙，然后是上颌的上前牙，接

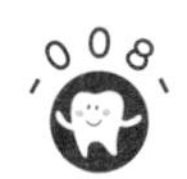

着是第一乳磨牙、乳尖牙，最后是第二乳磨牙。

前牙萌出后，会有几个月的静止期，就是嘴里暂时没有新的牙齿长出来。静止期是一个正常的现象，有利于宝宝逐步适应嘴里出现牙齿的状况，家长大可放心，慢慢等候宝宝其他乳牙的萌出即可。

过了这段静止期，宝宝的磨牙就会开始萌出，下磨牙先萌出来，然后是上磨牙，有可能在同一时期，宝宝的尖牙也在萌出。

宝宝的牙齿逐渐萌出，直到所有的乳牙都出齐，一共是20颗，呈对称状。随着牙齿的陆续萌出，宝宝的咀嚼功能逐渐强大，可以吃的食物种类越来越多。宝宝到了2岁半左右，爸爸妈妈可以数一数宝宝的牙齿是否长全了。

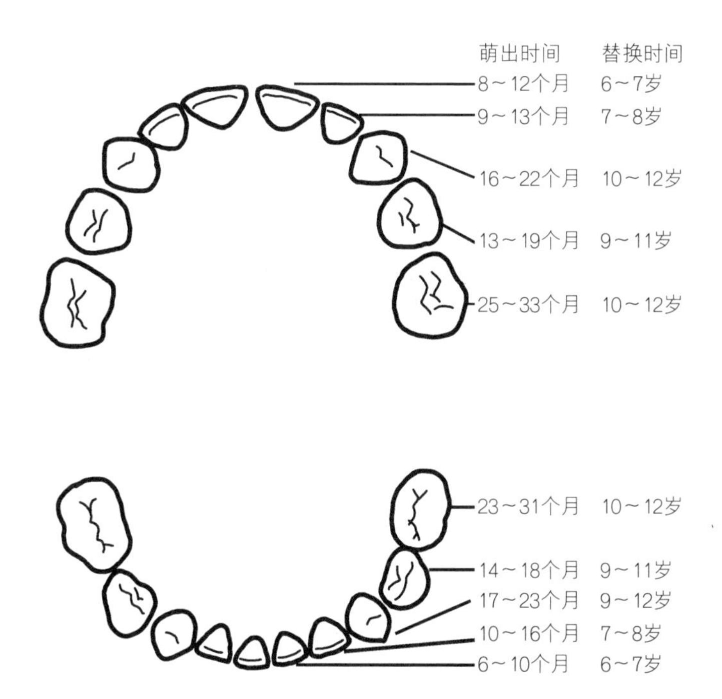

宝宝乳牙萌出和替换时间

乳牙长什么样

宝宝的乳牙都很小，而且形状很不一样，分为切牙、尖牙、磨牙3类。随着不同乳牙的萌出，爸爸妈妈也可以借此判断宝宝能够吃哪些食物。

乳切牙

乳切牙形态呈方形，上下颌各有4颗。4颗乳切牙肩并肩地排列在牙弓的最前端，像一排小铲子，可以帮助宝宝切断食物，并啃、咬食物。切牙萌出的时间最早，所以宝宝最早学会的也是用牙齿啃咬食物及其他物品。有些宝宝还喜欢用前牙叼着东西，或者将上下前牙锉来锉去，发出“吱吱嘎嘎”的声音，乐此不疲。刚刚萌出切牙的宝宝可以食用一些软烂、易消化的辅食，如糊状食物、蛋羹等。

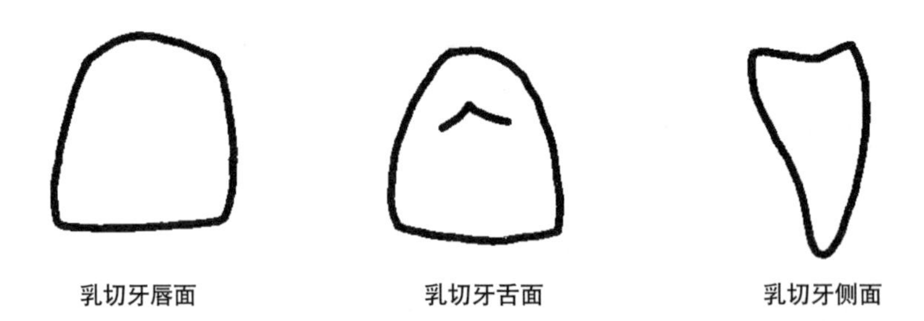

乳切牙唇面　　乳切牙舌面　　乳切牙侧面

乳尖牙

乳尖牙形态像“火尖枪”的头，呈菱形，比切牙要长一些，牙根比较粗大，排列在牙弓的拐角处，也就是嘴角相对应的位置，所以在使用过程中承担的力量也比较大，是用来撕碎食物的。

灵长类动物以及一些食肉类动物的尖牙都是牙齿中最长、最尖、最锋利的，在捕猎和进食的过程中，起到关键作用。随着人类的不断进化，我们已不再需要利用锋利的尖牙来猎取食物，食物也趋向软化，因此，人类的尖牙逐渐退化成相对圆钝的形态，长度也明显缩短。

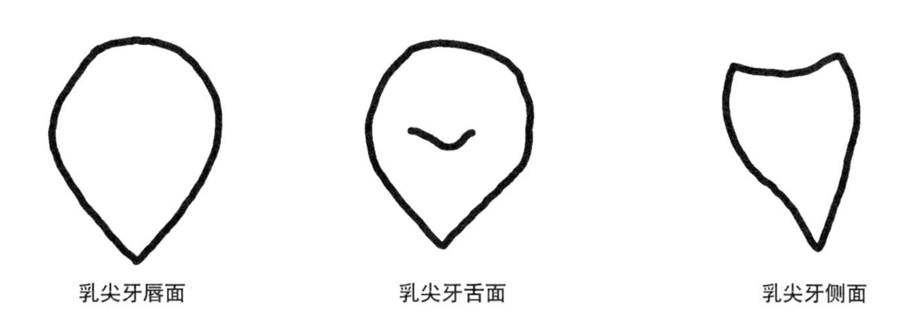

乳尖牙萌出较晚，此时第一乳磨牙已经萌出，宝宝的饮食结构也可以相对复杂，如蒸熟的南瓜、红薯，肉丸等略有硬度的食物，宝宝都可以享用了。

乳磨牙

乳磨牙形态比较大，形似立方体，牙齿表面有很多突起和凹陷（我们也称之为尖、窝、沟、嵴）。乳磨牙又分为第一乳磨牙和第二乳磨牙，排列在口腔的最里面，在乳尖牙的后面。上下乳磨牙相互对应，咬合到一起，就像是磨盘的上部和下部接触到一起，其功能是咀嚼食物，通过牙齿表面突起和凹陷的结构相互运作，将食物研磨成细小的形状。

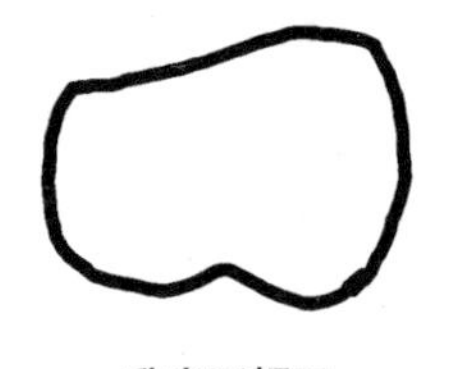

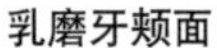

乳磨牙颊面

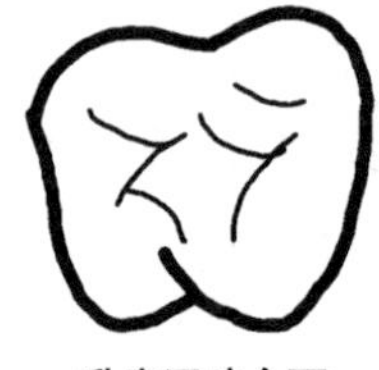

乳磨牙咬合面

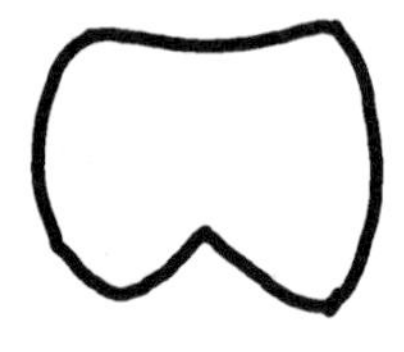

乳磨牙侧面

乳磨牙的完全萌出，预示着宝宝口腔咀嚼功能的初步建立，食物的种类和硬度可以接近成人的饮食。但是宝宝的口腔比较小，咽部受到刺激时容易出现呕吐现象，因此，将食物的形状做得小一些，宝宝更容易接受。

小贴士 不要小看乳磨牙的咀嚼能力

通过乳磨牙的咀嚼运动，可以促进口内唾液的分泌，唾液中的消化酶可以更有效地与食物混合，以促进营养物质的转换和吸收。而且，将食物咀嚼成细小的形状，有利于食物进入胃肠后被充分地消化吸收，减少食物在胃肠里的留存时间，减轻胃肠消化系统的负担。另外，充分的咀嚼运动可以促进颌骨、口腔周围以及面部肌肉神经系统的发育，塑造更为漂亮、健康的脸型。

宝宝长牙时，可能会出现一些有意思的情况

宝宝长牙时喜欢咬东西

宝宝会觉得牙龈痒痒的，咬上一些凉凉的、有弹性的东西会感觉很舒服。这时可以给宝宝使用牙咬胶，否则，宝宝可能会咬人哦。需要注意的是，牙咬胶一定要选用正规厂商生产的产品，同时建议选购容易清洁的牙咬胶。

宝宝会流更多的口水

此时的宝宝，口水量会大大增加。由于此时宝宝还没有学会吞咽口水，家长可以给宝宝戴一个口水巾，避免口水流到脖子上或者胸前而引起皮肤不适。爸爸妈妈还要经常帮助宝宝擦干净嘴角的口水，防止口角发炎。口水落到地面上，比较湿滑，应及时擦干净，防止宝宝踩到意外滑倒。

牙齿咬得咯咯作响

宝宝有了牙齿，完全是一种新鲜、奇妙的感觉，通常会把牙齿咬得咯咯作响，自己也会觉得非常有趣。爸爸妈妈不必担心，让他享受这段奇妙时光吧。

宝宝可能会咬妈妈乳头

哺乳时，长牙的宝宝可能会咬妈妈的乳头，有时事发突然会被咬得很疼，当妈妈疼得叫出声时，宝宝反而咬得更起劲了。怎么办呢？总不

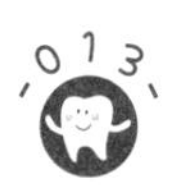

能因为被咬疼了，就不让宝宝吃奶了吧。

妈妈哺乳时，可以戴上乳头保护罩。如果被咬了，一定要第一时间严肃地告诉宝宝：“妈妈很疼，不要咬妈妈。”

需要提醒妈妈注意的是，如果被咬疼了，不要大叫，不要微笑，更不要龇牙咧嘴弄出奇怪的表情。如此一来，会给宝宝传递错误的信息：妈妈喜欢被咬，这事好像很有意思。如此一来，宝宝就会继续咬。

怎么帮助宝宝缓解长牙的不适感

在安全的前提下，家长可以自己为宝宝制作一些磨牙食品。关于磨牙食品的制作方法，可以到书店选一些宝宝食品制作的书籍来参考。另外，也可以给宝宝提供一些成品的磨牙棒。

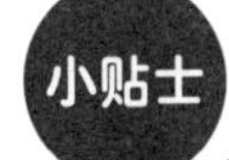

出现下述3种情况不要慌

1.有些乳磨牙在萌出的过程中，会有牙龈覆盖在牙面上，当食物残渣滑进去或者没有清洁干净时会导致牙龈肿痛。遇到这种情况，建议家长及时带宝宝去看口腔科医生。

2.有时宝宝在出牙时会伴随发热的症状，这种情况跟牙齿萌出没有直接关系，大多是身体其他部位感染所引起的，需要及时请儿科医生检查。

3.长牙时，有的宝宝牙床上会出现大紫包，医生称这种现象为“萌出性血肿”，这是因为在牙齿萌发的过程中，周围的小血

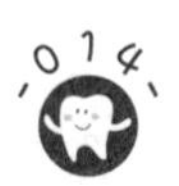

管破裂，导致局部出现小血肿。当宝宝出现“萌出性血肿”时，一般情况下观察即可，牙齿萌出后血肿会自行消退。如果出现局部炎症或出血，请找口腔科医生寻求帮助。

口腔里的生态群

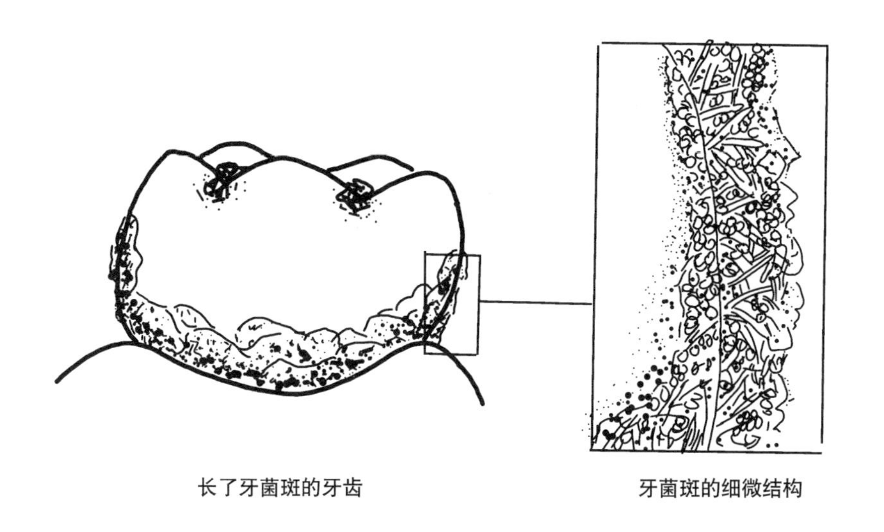

长了牙菌斑的牙齿　　牙菌斑的细微结构

口腔里的细菌世界

如果有一种超级放大镜可以用来观察宝宝的口腔，爸爸妈妈可能会感到非常惊讶：看起来干干净净的小嘴巴里面，竟然还有各种各样的微生物！口腔是一个奇特的世界，里面有各种各样的细菌、脱落的上皮细胞、食物残渣，唾液中含有各种免疫细胞、蛋白质，口腔中的液体里还含有钙、磷、酸、碱等各种各样的物质，它们构成了口腔的微环境。细菌就生活在这样的小小世界里，或贴附在牙面上，或栖息在口腔黏膜的表面，或游弋在唾液池中。通常情况下，各种微生物共同维护着口腔里的生态平衡。

细菌都那么坏吗

谈到细菌，可能很多爸爸妈妈都会倒吸一口凉气，那不就是让宝宝生病的坏蛋吗？唯恐避之不及呢！其实，人体内有很多细菌存在，大多数跟人体共存的是正常菌群，它们定居于人体的体表和开放性腔道中，帮助我们抵抗真菌的入侵，分解、消化肠道内的食物，它们和人体保持着一种微妙的动态平衡。

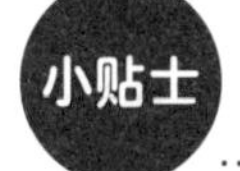

分解、消化肠道内食物的各种细菌

有益菌，一般是指在人体肠胃生长的、对人体健康起到正面作用的细菌或真菌。实验证明，在人的肠道里保持较多数量的有益菌群，有利于维持身体健康。

致病菌，就是那些一旦跑到我们身体里，就很可能会引起疾病的细菌，如痢疾杆菌、结核杆菌等。现在我们生活的环境卫生条件大大提高，很多导致疾病的细菌都得到了控制，加之人们对饮食卫生和个人卫生的意识提升，也可以预防此类细菌对身体的侵害。

条件性致病菌，是指有些细菌可在人体皮肤与外界相同的腔道内寄生和增殖，通常不致病，但是当条件改变或者人体免疫功能下降时就有可能致病的细菌。

漱口水可能会破坏口腔的生态平衡

很多爸爸妈妈为了维护孩子的口腔健康，觉得经常给宝宝使用漱口水是个不错的选择，而且漱口水用起来比刷牙方便。真的是这样吗?

口腔是个微小的世界，里面的物质和微生物通常维持着一种动态平衡，但这种平衡态是比较脆弱的，一旦失去了平衡，往往会引发口腔疾病。漱口水因为含有抗生素或某种专门的物质，有抑制细菌的作用，长期大量地使用往往会打破口腔中的微生态平衡，增加口腔患病的风险。

市场上常见的漱口水大致可以分为两种：第一种是含有抗生素或有抑菌消炎作用的漱口水，第二种是含有氟化物或矿物质的漱口水。第一种漱口水通常用在口腔手术之后，以防止伤口感染；第二种漱口水通常用于牙齿广泛脱矿的患者，其使用目的是促进牙齿的再矿化。

所以，漱口水并不能替代刷牙，也不能预防口腔疾病，长时间使用反而可能会导致口腔内的菌群失调。因此，在没有医生要求的情况下，不建议给宝宝使用漱口水。

宝宝得了这些口腔疾病，在家里如何护理

鹅口疮

鹅口疮是一种口腔内真菌感染的疾病。导致这种疾病的真菌，我们称之为“白色念珠菌”。白色念珠菌入侵口腔后，占据了细菌原有的黏膜表面，破坏了口腔黏膜，导致了疾病的发生。

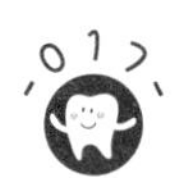

患鹅口疮的宝宝口腔里的黏膜表面会出现真菌形成的白色伪膜，黏膜出现炎症，往往引起宝宝口腔的疼痛，影响进食。

宝宝得了鹅口疮，需要看医生，明确诊断后，对于哺乳期的宝宝，要和妈妈一起接受治疗，同时要对使用的餐具、奶瓶进行消毒。只有切断了真菌来源，宝宝的鹅口疮才会痊愈。

手足口病

手足口病是一种传染性疾病，病毒的传播途径有密切接触传播、消化道传播和呼吸道飞沫传播。当宝宝患了手足口病，应在家里休息，避免与其他小朋友接触，以免病情扩散。患有手足口病的宝宝可伴有发热或不发热，手掌、脚掌、口腔以及臀部会出现皮疹或疱疹，感觉痒、痛，全身乏力。另外，宝宝吃东西时，口腔中的病损会出现疼痛，导致宝宝不愿意吃东西，进而减弱体力。

生病的宝宝，在家里如何护理呢？保持室内空气清新，春、夏、秋季，如果气温合适，可以开窗通风。冬季患病的宝宝可以将其从卧室移至另外一个房间，通风结束后，再把宝宝抱回来。服用医生开的抗病毒类药物，有利于宝宝的康复。患病期间，宝宝仍然可以刷牙、漱口，选用软毛牙刷和口感温和的牙膏比较合适。餐前便后，应让宝宝使用流动的水洗手。

如果因为口腔病损引起疼痛，宝宝吃固体的食物会比较困难，可以给宝宝准备流食，如粥、牛奶、米糊等，等宝宝病情好转一些，可以改喂半流食，如蛋羹、面片、面条等。保证营养摄入，可以促进宝宝早日康复。

宝宝在家休养期间，不宜进行剧烈活动或长途旅行。可以跟宝宝在家里做些轻松的活动，如听音乐、讲故事、搭积木等，避免让宝宝过度兴奋和疲劳。充分休息是战胜疾病的重要保障。如病情加重要及时就医。

手足口病一般在2周左右痊愈，过了传染期，宝宝就可以解除隔离，出来跟其他小朋友玩耍了。上幼儿园的小朋友，又可以重返幼儿园了。

· 幸福、安全的口欲期 ·

宝宝总是往嘴里放东西，口欲期到了

宝宝成长的过程中，会经历不同的发育阶段。当你看到宝宝开始吃手时，恭喜你，宝宝已经进入一个非常重要而幸福的时期——口欲期。口欲期一般自出生开始，至1岁半左右结束。此时，宝宝从吮吸母乳中不但获得必要的营养，也获得极大满足感。同时，宝宝对其他口唇、口腔活动也极感兴趣，比如，他们会从吹泡泡、咯咯发声、咀嚼东西等活动中获取乐趣。此外，他们还会经常把自己的手指、脚趾放到嘴里，美滋滋地吃个不停。

宝宝出现了上述行为，很多父母会制止孩子，或表现出焦虑。孩子整天摸来摸去、爬来爬去，手这么脏，怎么能把脏手放到嘴里吃呢？于是，立刻采取行动，把宝宝的手指、脚趾从他的嘴里拽出来，再严厉地补上一句："不许吃手，要听话！"

这样的做法可取吗？在回答这个问题之前，我们先了解一下宝宝这些行为的缘由。

为什么宝宝爱吃手

口欲期是孩子开始探索世界的第一个关键期，有助于孩子进一步探索和认识世界、认识自己。所以，家长应鼓励宝宝的第一次探索行为。

除了手指、脚趾，宝宝还会把各种能拿到的物品，都放到小嘴巴里研究一下。另外，随着月龄的增长，母乳喂养的宝宝吮吸乳头的时间和次数明显增加了。

在这个过程中，宝宝通过口腔活动得到心理满足，获得快乐和安全感；此时的宝宝认为自己的身体、内心与外在世界是融合在一起的，通过吮吸，把外界的人、物连接到自己的身体上；宝宝也很想知道周围的世界、物品都是什么样子的，软的还是硬的，冷的还是热的，光滑的还是粗糙的，会动的还是静止的。另外，宝宝还在练习一项新的技能：如何把东西准确地放到嘴里，这是为将来自己吃东西进行的艰苦而有趣的演练。

当宝宝开始用自己的小嘴巴探索世界时，就让他们尽情地享受这个美好的过程吧！口欲期得到充分满足的宝宝，会更有自信，更加充满好奇心，更喜欢探索世界，最重要的是，还会更少出现不良的口腔习惯。

相反，如果宝宝的口欲期受到抑制或破坏，他就会试图加以弥补，结果导致有的孩子在儿童期、青春期，甚至一生持续呈现那些没有被满足的行为。比如，很多青少年或是成人都会出现吮手指、咬指甲、咬笔头等无意识行为，甚至成年后贪食、嗜酒、吸烟等，在很大程度上都可以归结于口欲期的不满足。

小贴士 那些口欲期过后仍然吃手的宝宝

如果宝宝超过2岁还有吃手的习惯，就要引起爸爸妈妈的注意了。家长可以通过高质量的陪伴分散宝宝的注意力，让他逐渐淡忘吃手的行为。

如果宝宝超过3岁仍有吃手习惯，无论是经常还是偶发，都建议咨询儿童口腔科医生，对宝宝进行评估和行为矫正。

怎样让宝宝开心地享受口欲期

父母对宝宝吃手这件事如此不淡定，除了担心宝宝把细菌吃进肚子，更令人焦虑的是——危险！

的确，如果宝宝把小物品放到嘴里，很有可能会造成误吞和误吸。为了保证口欲期安全、健康，建议爸爸妈妈可以这样做：

1.给宝宝提供足够安全的物品。物品的质地、大小、硬度、温度、形状越丰富越好。这里特殊强调一下，物品的尺寸要足够大，要保证不会被宝宝误吞和误吸。

2.保持这些物品的清洁无毒，并且在可控制的安全范围之内。

3.家长要陪伴在宝宝身边，同时鼓励他的探索精神。

4.保持宝宝手脚的清洁。

5.将体积较小，容易误吞、误吸的物品放到宝宝拿不到的地方，防止好奇心爆棚的宝宝出现危险。

宝宝的成长发育，需要家长的尊重与呵护

在宝宝的口腔发育过程中，不同阶段会有不同的表现，如流口水、吃手指等，家长应该正确看待，并帮助宝宝顺利度过不同时期。

流口水

宝宝流口水是因为口腔的吞咽功能还不健全，这时家长注意保持口腔周围皮肤的干爽和卫生就可以了。等宝宝学会了吞咽口水，流口水的现象就会自然消失。

吃手

吃手指或把物品放进嘴里，这表示宝宝的口欲期到了，家长应尊重宝宝这个时期自我训练的现象，给宝宝提供安全可靠的探索物品是尤为重要的。

爬来爬去

爬行是锻炼宝宝手眼、四肢协调能力的重要过程，也是形成宝宝良好的脊柱形态的重要时期。爬行还可以锻炼宝宝四肢的肌肉力量，扩大活动范围，拓展认知环境的领域。此时，爸爸妈妈确保活动范围的安全即可。

婴幼儿的爬行活动貌似跟口腔无关，实际上却与头、颈、面关系密切。颈部的生理弯曲，头部前后肌肉力量平衡的建立，头颈部、下颌骨未来的姿态都受到爬行运动的影响。另外，爬行活动还可促进孩子动作

协调性的顺利发展。当孩子突然失去平衡摔倒时，动作协调的孩子，会更自主地伸出手来做自我保护，防止面部和牙齿外伤。

认生

很多1岁左右的宝宝见到陌生人时，会扭过头去，表现出畏惧或害怕，俗称“认生”。这个阶段的宝宝，视力已经进一步发展，可以看清楚他人的面孔和表情，出于对安全的考虑，宝宝在面对陌生人时往往会表现出回避、害怕的行为。此时，家长可以跟宝宝介绍这位“陌生人”，让宝宝开始学习“社交”。如果宝宝表现出不情愿，也不要批评宝宝不懂礼貌。随着宝宝认知能力的发展，接触陌生人的增多，可以逐渐学会和陌生人打交道。

这里所说的陌生人，当然也包括口腔科医生。此阶段的宝宝进行口腔检查时，见到口腔科医生时很可能会出现逃避和哭闹的行为，对此家长可以做一些必要的引导和安慰，不要因为孩子惧怕口腔科医生而错过此阶段必要的口腔检查。如果这个“认生期”过去了，宝宝依然不能够跟其他人产生交流，而且语言发育滞后（包括不能与人有眼神交流，不能理解语言含意等），建议到医院就诊，进一步检查宝宝的发育情况，必要时做相应的训练。

手舞足蹈和牙牙学语

很多宝宝都是天生的舞蹈家，一听到喜欢的音乐，就会跟着节奏舞动起来。家长可以准备种类丰富的音乐让宝宝欣赏，也可以跟着宝宝一起舞蹈，音乐的熏陶就是从宝宝的这个时期开始的。跟着节奏舞动，还

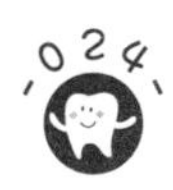

可以锻炼宝宝的平衡能力、腿部的肌肉力量、全身的协调性，优美的音乐还可以促进听力和大脑神经的发育。这个阶段，就让爸爸妈妈和宝宝一起陶醉在音乐的世界中吧。

对于口腔健康而言，良好的平衡和协调能力可以大大降低孩子因跌倒而导致外伤的概率，也就减少了牙外伤的可能。所以说，运动锻炼了孩子的协调能力，其实也间接地影响着宝宝的口腔健康。

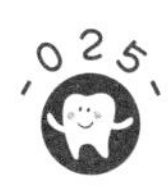

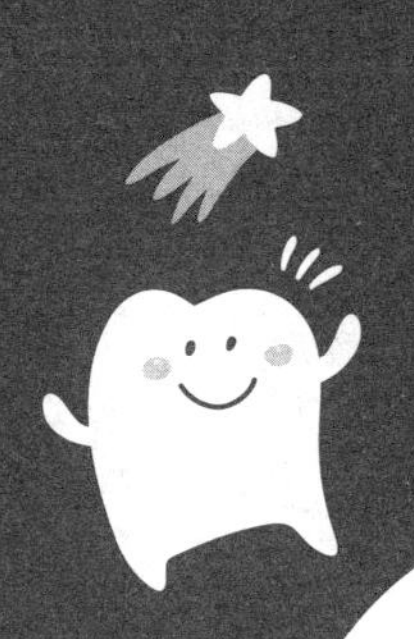

Chapter 2

宝宝的口腔护理与清洁，不是刷牙那么简单

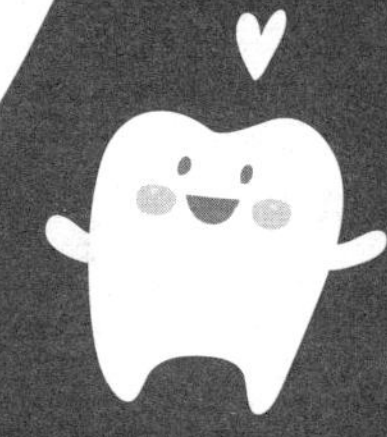

为什么要特别用心地为宝宝做口腔护理和清洁呢？因为这是保护宝宝牙齿和口腔健康最基础的工作。良好的口腔卫生可以预防宝宝患龋齿，可以促进口腔顺利行使各种功能，为宝宝健康成长创造有利条件。

口腔卫生不良，容易引发龋齿、口腔黏膜疾病、牙周疾病等，口腔内严重的感染还会影响到全身健康。

所以，本章重点讲述如何给宝宝做好口腔清洁，如何评估宝宝是否容易患龋齿，以及应对策略。

◆ 清洁宝宝口腔的时机和方法 ◆

宝宝多大开始刷牙？什么时间刷

宝宝长了第一颗牙，就应该开始刷牙

通常情况下，宝宝的第一颗乳牙在他6个月左右萌出。此时的宝宝以母乳为主，或者以奶瓶为工具进食奶类，而且已经开始接触一些简单的、半流食状态的辅食。这些流质或半流质的食物，往往会滞留在牙齿表面，如果不及时清洁，一些细菌就会以这些食物残渣为原料，产生酸性物质腐蚀牙齿，同时还会造成口腔异味，影响口腔清洁、健康的环境。所以，建议在宝宝长出第一颗牙齿时，家长就开始给宝宝刷牙。

掌握刷牙的时机

平时，宝宝吃完东西或者喝完奶，可以喂一点儿水，减少食物积存在口腔内的数量。当宝宝进食一些容易粘到牙齿上的食物时，进食后就应该尽早刷牙，以防止食物黏附在牙齿的表面，腐蚀牙齿。另外，至少

要在早上起床和晚上睡觉前各刷一次牙。

等到乳牙长齐了再刷牙，可以吗

绝对不可以！因为在等待乳牙长齐的过程中，先长出的牙齿得不到清洁维护，是很容易出现“蛀牙”的。

固有的刷牙原则不科学

等宝宝牙齿长齐了再刷的观念，应该和10～15年前提倡的“刷牙三三制”有关，即3岁以后开始刷牙，每天刷3次，每次刷3分钟。详细解释一下“三三制”就是，等宝宝3岁时乳牙长全了，必须开始刷牙；每天早餐、午餐、晚餐后都要对牙齿进行清洁；每次刷牙3分钟，才有可能把牙齿刷干净。

这个刷牙原则现在已经很少提及了，因为很多宝宝在牙齿还没有全部长出来时，就已经有“蛀牙”了。有的宝宝在1岁左右，乳前牙就已经坏得很严重，甚至起了脓包。儿童牙科的门诊患者中，1～3岁宝宝中患龋齿的占到很大的比例。

口腔科医生给出的专业建议

1.宝宝的第一颗乳牙萌出后就要开始刷牙，长一颗刷一颗，确保每一颗牙齿萌出后都干干净净的，健健康康地行使功能，不要等牙齿都长齐了才开始刷牙。

2.每天最好早上、中午、晚上各刷一次牙，如果条件不允许，至少

每天早上和晚上要刷一次牙。

3.每次刷牙的时间没有硬性要求，重点是把每一颗牙都刷干净，让宝宝的牙齿“闪闪发亮”。也就是说，刷牙所用的时间不重要，把牙齿刷干净才是重点。

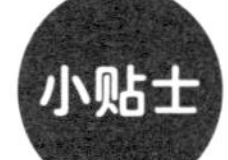

让宝宝从小养成刷牙好习惯，终身受益

1.好的习惯越早养成，越早受益。0~3岁是宝宝养成习惯的最佳时段，此时的宝宝刚刚接触日常生活中的各种行为方式，很容易接受并形成自身习惯。

2.从宝宝出生那天开始，就要面对生活中的各种问题，保持卫生是促进他们健康成长的必要条件。作为人体的首要门户，口腔的维护当然是重中之重。

3.幼年时养成的习惯往往会伴随一生，所以在婴幼儿期，养成各种良好习惯，是爸爸妈妈帮助宝宝积累下来的财富。

谁来刷牙？爸爸、妈妈还是宝宝

在宝宝可以手握牙刷时，就可以让他自己刷牙了，但这只是预演

此时，让宝宝自主刷牙，只是为了让他初步了解口腔清洁的程序和方法。因为刷牙需要大脑调控手部和腕部肌肉的精细运动，还要依仗人体精细体位感受的水平。宝宝越小，越缺乏以上能力的运用，越不容易把牙齿刷干净。

如果2～3岁的宝宝喜欢并且能够握住牙刷，可以让他自己刷牙。此时的宝宝只能照猫画虎地把牙刷放在嘴里转来转去，并不能把牙齿刷干净。尽管如此，早期鼓励宝宝刷牙，是养成良好口腔卫生习惯的序曲。这个阶段的宝宝非常喜欢模仿大人的行为动作，因此，让他跟爸爸妈妈在安静、愉快的气氛中一起刷牙，更有利于宝宝养成好习惯。

需要爸爸妈妈注意的是，给宝宝使用的牙刷头不要太大，刷毛也不要太硬，此阶段的牙刷仅仅是一种行为训练工具。另外，为了防止宝宝在使用牙刷时意外受伤，需要成人在旁边进行指导和照顾。

真正的口腔清洁，还是要依靠爸爸妈妈

刷牙其实是一项非常复杂的工作。它需要大脑、神经、肌肉的高度协调，还要求正确控制力度，处理好细微的空间位置变化。显然，一切都还在发育中的宝宝很难胜任这项工作，尽管他非常努力，也很难把牙齿里里外外刷干净。因此，就需要爸爸妈妈每天帮助宝宝把牙齿认认真真地刷干净。

有些父母希望培养宝宝的独立性，或者是工作很忙，就让宝宝每天自己刷牙。但对于6岁以前的宝宝，还不具备自己清洁牙齿的能力，甚至对于大多数10岁以内的孩子来说，每天把牙齿刷干净，也几乎是一项难以完成的任务。所以，爸爸妈妈还是要尽量帮助宝宝刷干净牙齿。

爸爸妈妈需要特殊关注的情况

不同阶段，宝宝牙齿清洁的重点不一样

1.处于哺乳期的宝宝，上颌的乳前牙要重点关注，每次进食后要用纱布将牙齿表面擦干净。

2.1岁半左右的宝宝，下颌的第一颗乳磨牙一旦长出来，也要重点关注。它是容易早期出现“龋坏”的牙齿，所以此阶段除了刷干净前牙，还增加了另一个清洁重点，就是下颌第一乳磨牙。

3.2岁半～3岁的宝宝，乳牙已经基本上长齐了，乳磨牙是关注的重点。因为乳磨牙的咬合面上有凹凸不平的尖窝点隙，容易滞留食物残渣，引起窝沟龋齿，所以要彻底清洁。

早晚各刷一次牙够吗

通常每天早晚各刷一次牙是足够的。致龋细菌会在牙齿表面联合起来形成牙菌斑，牙菌斑里的细菌将牙齿上的食物残渣作为原料，产生酸性物质损坏牙齿，导致蛀牙。从菌斑形成到菌斑有能力破坏牙齿，需要12～24小时。所以，只要在12小时内，通过刷牙破坏或清除牙菌斑，就可以有效预防蛀牙的产生。而这个时间规律恰好是每天早晚各刷一次牙齿的间隔时间。

一些特殊情况会增加患龋病的风险

例如，经常吃零食、喝饮料，或者食物黏附在牙齿上没有及时清

理，就会改变口腔内的酸碱度，导致口腔内酸度的增强，引起牙齿的脱矿和损坏。所以，在这些特殊情况下，要增加刷牙的次数，最好是每次饮用完这些食物后，尽早将牙齿刷干净。

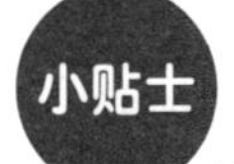

什么是牙齿脱矿

牙齿表面的釉质层含有大量的钙、磷等矿物质，如果牙齿表面存在大量的菌斑，致龋菌在菌斑中生存，并利用糖分产生酸性物质，使牙齿表面长期处于酸性环境，牙齿里的这些钙、磷离子就会被溶解出来，脱离牙齿的釉质层，造成牙齿的脱矿。脱矿是牙齿出现龋损的早期表现。因此，及时有效地清除牙菌斑，避免牙齿脱矿，是预防牙齿龋坏的第一步。

宝宝生病时需要刷牙吗

如果宝宝生病了，也需要每天进行口腔清洁，方法和频度上可以因人而异。保证良好的口腔卫生，有利于宝宝尽早康复。

宝宝生病时，由于身体不舒服，以及看病、吃药、打针等诸多事情，经常会影响到常规的饮食起居，而且宝宝的情绪也会发生暂时性的变化，比如容易哭闹、睡眠时间增加、进食量减少、饮食次数增加等。此时，给宝宝刷牙会有一定的难度。

但从医学的角度讲，宝宝生病时，由于身体抵抗力下降，以及服用

各种药物，都会影响口腔的内部环境，减弱口腔抵御外界病原体入侵的能力，因此，更需要进行口腔清洁。

宝宝患感冒、发热等全身性疾病时，每天早晚刷牙即可

宝宝的口腔没有出现明确的病损，可以按照正常的规律，每天早晚各刷一次牙。刷牙时动作要轻柔，并将每个牙面都清洁干净。每次吃完东西，最好给宝宝喂一些清水，以保证口腔内没有食物残渣滞留。

宝宝患疱疹性口腔疾病时，需要特殊处理

此时，宝宝口腔里的情况会变得十分复杂，长疱疹引起的疼痛，疱疹破溃后黏膜表面的疼痛，都会直接影响宝宝进食和口腔清洁。这时，按照常规刷牙很容易引起宝宝口腔疼痛，但如果不刷牙，牙面上淤滞的软垢和食物残渣会滋生细菌，不良的口腔环境会影响到口腔黏膜病损的康复。

解决问题的办法就是改用棉签或纱布帮助宝宝清理牙面。家长可以将医用棉签或医用纱布蘸上淡盐水，轻轻擦拭宝宝的牙面，清洁牙齿。还要让宝宝多用清水漱口，冲刷黏膜表面的软垢。如果宝宝太小，还不会漱口，可以给宝宝增加饮水的频率，多喂一些温开水，淡化口腔中的软垢。

· 宝宝口腔清洁常用工具详解 ·

不同年龄段、不同口腔区域，使用不同的口腔清洁工具

0~1岁需要的口腔清洁工具：纱布、360度软毛牙刷、指套牙刷

1~2岁需要的口腔清洁工具：纱布、软毛牙刷、指套牙刷

2~3岁需要的口腔清洁工具：软毛牙刷、牙线、含氟牙膏

不同的口腔区域，使用的清洁工具和方法不一样

提到口腔清洁，爸爸妈妈首先想到的一定是刷牙。可是，口腔中除了坚硬的牙齿表面需要清洁，容易嵌塞食物、滞留软垢的牙缝也必须清洁；还没有长出牙齿的小牙床也要清洁；舌头表面也要清洁；别忘了，口底，以及牙齿、牙床与两颊之间的间隙也需要清洁。清洁不同的区域，所使用的工具和方法是不同的。

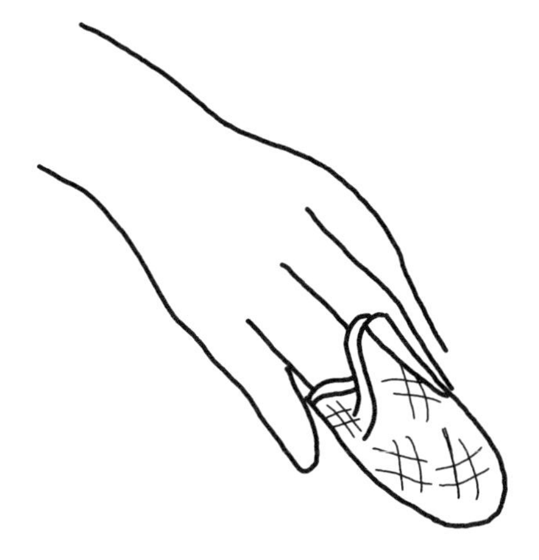

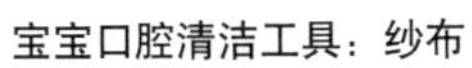

宝宝口腔清洁工具：纱布

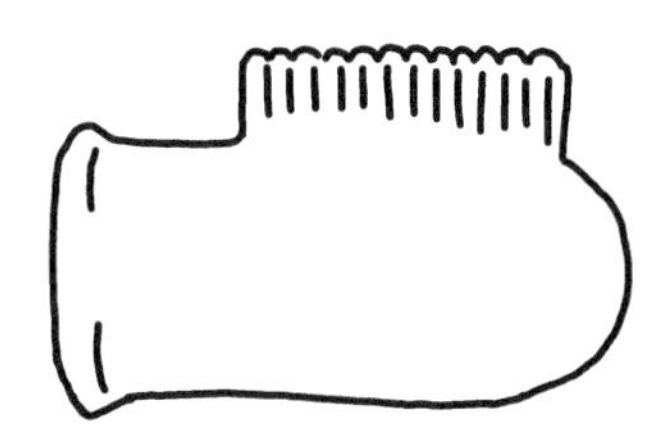

宝宝口腔清洁工具：指套牙刷

口腔各区域清洁工具及方法列表[①]

清洁部位	宝宝年龄或乳牙萌出情况	工具	频率	清洁重点
牙齿表面	0～8颗牙齿 4～16颗牙齿 16～20颗牙齿	纱布、 360度软毛牙刷、 软毛牙刷	早晚各一次	牙齿与牙龈交界位置
牙缝之间	2～3岁乳牙长齐后	牙线签、牙线	早晚各一次；塞牙的时候	牙齿之间的邻接处
未长出牙齿的小牙床	乳牙没有萌出时	纱布	每天晚上一次	牙床表面
	乳牙没有长全时	360度软毛牙刷	早晚各一次	牙床表面
舌面	出生后	纱布、软毛牙刷	早晚各一次	舌头的前半部
口底，牙齿、牙床与两颊之间的间隙	出生后～3岁	纱布、360度软毛牙刷	早晚各一次	隐蔽的窝隙
	3岁以后	清水[①]	每次进食后	漱口后检查一下是否漱干净了

① 3岁以后，宝宝学会漱口了，口底，牙齿、牙床与两颊之间的间隙，可以使用清水漱口，不易清洁的地方可以使用纱布辅助清理。

其实，爸爸妈妈在给宝宝清洁口腔的时候，只需要准备好纱布、360度软毛牙刷、软毛牙刷等工具，然后根据宝宝的年龄或者乳牙的萌出情况，选择合适的清洁工具是不难的。

这么多工具，如何选，怎样用

对于不同年龄段的宝宝，爸爸妈妈采用哪种口腔清洁工具给他们刷牙会比较舒适呢？我们先盘点一下给宝宝进行口腔清洁的工具，它们分别是纱布、手指套牙刷、软毛牙刷、中等硬度刷毛的牙刷、牙线等。不同年龄段的宝宝，当然要选用起来最舒适、最方便的口腔清洁工具。

没有长牙的宝宝，使用柔软的纱布清洁口腔

将纱布蘸上温水，轻触宝宝的小牙床、口腔黏膜，把口腔中残留的奶渍、食物软垢清理干净，让宝宝有一种清爽的感觉，也为宝宝喜欢喝水做好铺垫。

长了2～8颗牙齿的宝宝，依然使用纱布清洁口腔

此阶段的宝宝活泼好动，还不能听从爸爸妈妈的一些指示。在进行口腔清洁时，宝宝往往会动来动去，此时如果急于使用牙刷，很容易在宝宝突然晃动时弄伤他。因此，这一阶段继续使用纱布最为安全、稳妥。

另外，指套牙刷在此阶段使用，它可以帮助宝宝适应将来的刷牙工

具。指套牙刷多采用硅胶材料制成，质地比较柔软，不会把宝宝弄疼。但也是因为硅胶牙刷比较柔软，不太容易将牙齿清洁干净。所以，爸爸妈妈使用硅胶类指套牙刷时，最好和纱布配合使用，以达到清洁口腔的目的。

长了8～16颗牙齿的宝宝，可以使用360度环状牙刷

这种牙刷头部整整一圈都是刷毛，任何角度都能够清洁到宝宝的牙齿，同时还能清洁口腔黏膜，而且刷毛比较纤细，不会弄伤宝宝的牙龈，即使宝宝咬到了牙刷头，也不会感到疼痛。

长了16～20颗牙齿的宝宝，依然可使用360度环状牙刷或常规儿童牙刷

儿童牙刷的设计，会依据孩子不同的月龄、年龄，刷头大小而有所不同。建议为这个阶段的孩子选择小头的软毛牙刷。另外，由于是爸爸妈妈给宝宝刷牙，手柄尽量选择长一些、粗一些的，以方便爸爸妈妈握持和控制牙刷。

3岁以上的宝宝，除了爸爸妈妈用儿童牙刷给宝宝刷牙，还可以准备一支训练牙刷给宝宝自己用

3岁的宝宝可以开始学习刷牙了。当然，爸爸妈妈让宝宝刷牙，只是培养宝宝刷牙的习惯。这一阶段的宝宝还不具备独立把牙齿刷干净的能力，所以还必须依靠爸爸妈妈的帮助来清洁牙齿。

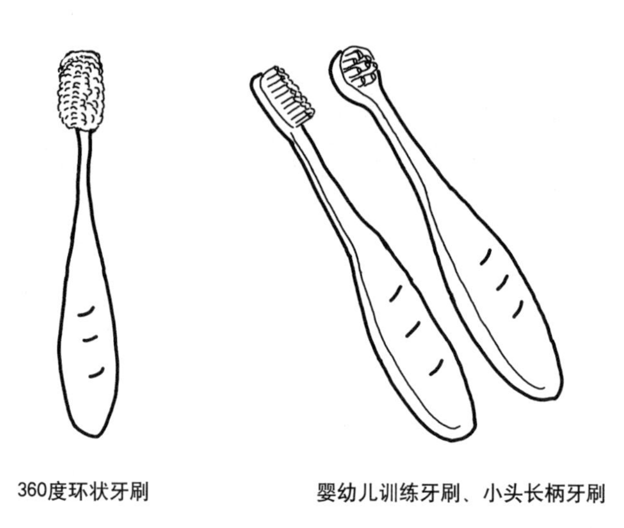

360度环状牙刷　　婴幼儿训练牙刷、小头长柄牙刷

小纱布，大用途，口腔清洁全靠它

在给小宝宝清洁口腔时，特别推荐使用纱布。市售的用于清洁口腔和牙齿的纱布种类和形状也是多种多样，爸爸妈妈可以根据实际情况进行选择。下面我们盘点一下使用纱布清洁口腔的优点。

宝宝容易配合

大部分0～3岁的宝宝都十分好动，即使安静下来，持续的时间也不会很长，因此，能够保持稳定状态，允许爸爸妈妈清洁口腔还是不容易的。正因为如此，使用坚硬的牙刷清洁口腔，很容易不小心触到孩子的口腔深处，引起孩子疼痛和不配合。使用纱布清洁口腔，因为纱布十分柔软，孩子的配合度较高，而且即使在宝宝哭闹或扭动的时候，也不容易触伤宝宝。

能够有效清洁黏膜和牙齿表面

比起细软的棉布，纱布有一定的粗糙度，棉质纱之间有小小的孔洞，这些结构非常容易在牙齿表面产生良好的摩擦清洁效果。孔洞里可以容纳一定量的软垢、残渣，一小块纱布便能够把口腔内所有的牙齿彻底清洁。而且纱布遇水之后，会变得柔软，利用纱布的这一特性，轻轻拍打或按摩宝宝的牙床、黏膜，可以让宝宝倍感舒适和幸福。此外，纱布吸水功能好，适量的水分既能起到润滑作用，又可以辅助清洁口腔，还不会使过多的口水呛到宝宝。

经济卫生，方便易得

纱布在大部分的医药商店都有出售，爸爸妈妈可以根据实际情况，剪取适当大小的纱布块，将纱布块的前段蘸清水后再使用（具体操作方法详见第49页）。每次使用后，可将纱布清洗干净，或者煮沸消毒，晾干后可再次使用。3～5天更换一次新的纱布即可。

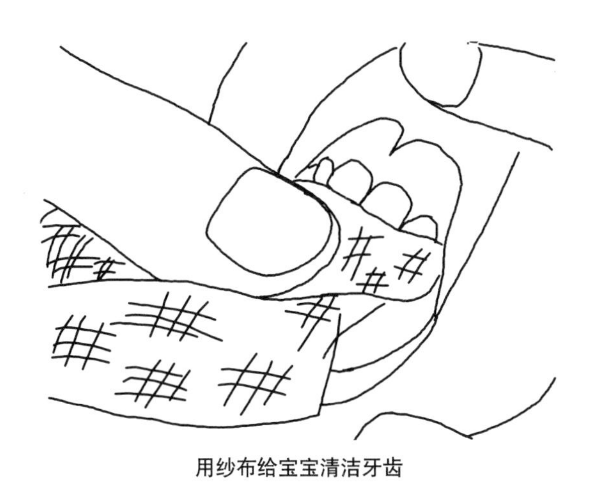

用纱布给宝宝清洁牙齿

给生病的宝宝进行口腔清洁时，纱布比牙刷更好用

宝宝患口腔溃疡或疱疹时，使用牙刷刷牙是很不舒服的，尽管是软毛牙刷，对于破溃的口腔黏膜也是一种机械刺激，会加重宝宝的病痛。而此时如果不做口腔清洁，口腔里积存的食物残渣会不利于疾病的康复。因此，爸爸妈妈可以使用纱布，蘸上清水或医生开的药用漱口水，使用点拍的手法为宝宝清洁口腔。

总之，使用纱布清洁口腔非常适合年龄较小的宝宝。

宝宝的牙刷怎么选

当宝宝能够将牙刷稳稳地握住，并且愿意模仿爸爸妈妈学习刷牙时，就可以给宝宝挑选牙刷了。这里事先声明一下，尽管宝宝开始学习刷牙了，但是他们能力有限，不能够真正将牙齿彻底、有效地刷干净，所以刷牙的主要任务还应由爸爸妈妈来完成。

市售儿童牙刷的分类

- 按照性质分为手动牙刷和电动牙刷。
- 按照刷毛硬度分为软毛牙刷、中等硬度牙刷、硬毛牙刷。
- 按照材质分为尼龙牙刷、硅胶牙刷。

另外，电动牙刷大多数是尼龙牙刷，根据运动方式不同，又分为超声震动、机械转动、往复滑动几种类型。

给宝宝选牙刷的原则

家长可为宝宝选用软毛、小头的牙刷，以适应宝宝小小的口腔空间和柔软的口腔黏膜。

手柄短一些、粗一些，有利于宝宝将牙刷握得稳定，宝宝的小手也不用太使劲儿。

如果担心宝宝紧咬牙刷时损伤牙齿，可以选用硅胶刷毛的练习牙刷。当宝宝还不清楚牙刷使用的力度以及正确的刷牙动作时，选用硅胶牙刷有利于训练宝宝采用正确的姿势，也更为安全。

对于充满好奇心，又喜欢电动产品的宝宝，可以为他们挑选电动牙刷。电动牙刷在使用时会发出“呜呜”的声音，牙刷运动起来的感觉也强劲有力，但并不是每个宝宝都能够适应，因此不必强求。

宝宝什么时候可以使用牙膏

当宝宝学会漱口，能够将嘴里的牙膏吐干净时，就可以用牙膏了

通常在3岁以后，可以为宝宝准备他们喜欢的口味的牙膏。牙膏可以在刷牙的过程中起到摩擦剂的作用，使用牙膏刷牙，能够把牙齿表面清洁得更干净。含有氟化物的牙膏，刷牙时，氟化物通过与牙齿的接触，起到一定的预防“蛀牙”的作用。

如果宝宝还不会把牙膏吐干净，先不要使用牙膏

牙膏的作用主要是充当牙刷和牙齿表面之间的润滑剂、摩擦剂，它可以帮助我们更轻松地清洁牙齿。但是牙膏不是食物，它含有很多化学物质，所以，将牙齿刷干净以后，应当把嘴里的牙膏全部吐出去，并用清水把口腔漱干净。

对于3岁以内的小宝宝，他们的吞咽功能还不十分完善，在使用牙膏刷牙的时候容易将牙膏吞到肚子里。有些家长非常担心，误吞了牙膏是否有危险？尤其是含氟牙膏，被孩子多次误吞，是否会有问题？

为了避免这些担忧和困扰，建议在宝宝还不会把牙膏吐干净时，先不要给宝宝使用牙膏，即便是可吞咽的牙膏也要严格控制使用量，每次仅用“一薄层”或者米粒大小的微量牙膏给宝宝刷牙即可。

3岁以内，不用牙膏也可以清洁干净口腔

可以肯定的是，3岁以内的宝宝不用牙膏也可以将牙齿清洁干净。爸爸妈妈给宝宝刷牙时在牙刷上蘸一点儿清水；刷牙的动作要轻柔，每颗牙齿多刷一会儿；可以采用在牙面上“画小圈圈”的动作，将牙齿逐一清洁干净。

如果想提高刷牙的效率，每次移动牙刷的距离要小一点儿，大概半颗牙齿的距离，这样牙刷刷过每个牙面的次数会翻倍，相当于每个牙面被仔细地刷了两次，当然就更干净了。对于牙齿还没有出全的小宝宝，家长可以用蘸着清水的纱布帮宝宝清理牙齿。

等宝宝学会将嘴里的牙膏吐干净以后，就可以在刷牙的时候配合使

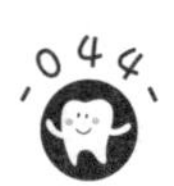

用牙膏了。这里再次提醒一下家长，在宝宝使用牙膏刷牙时，尤其是在使用含氟牙膏刷牙的时候，一定要在旁边监护、指导，避免宝宝误吞、误咽。

宝宝牙膏的选择和使用常识

市面上有很多类型、很多品牌的牙膏。如何给宝宝选择合适的牙膏呢?

口味

宝宝的小舌头对味觉很敏感，不喜欢的味道他一定会拒绝，喜欢的味道就容易接受。儿童牙膏有很多香甜的水果味道，可以让宝宝自己挑选。有些牙膏虽然也是水果味的，但是里面添加了薄荷的味道，很多宝宝不喜欢这种辣辣的感觉，家长也要理解，不要强求宝宝。

功能

对于牙齿健康、口腔卫生良好的宝宝，任何一种他喜欢的儿童牙膏都可以选择。对于容易患“蛀牙”（龋齿）的宝宝，建议选择含氟的儿童牙膏，牙膏中的氟元素对引起蛀牙的细菌可以起到抑制作用，还可以促进脱矿牙齿的再矿化，对牙齿健康是有好处的。生活在氟浓度比较高的地区的宝宝，由于牙齿中已经含有氟元素了，使用哪一款儿童牙膏都可以。高氟地区分布在我国各个省份，较严重的有山西、内蒙古等煤矿区。如果居住的地区土壤、空气或水源含氟量偏高，也建议爸爸妈妈多多关注。高氟地区的孩子，7岁以后可以使用含氟牙膏预防龋齿。

请爸爸妈妈和小宝宝记住，无论使用哪一种牙膏，最重要的是把牙齿刷干净。

宝宝也要用牙线吗

食物嵌塞对牙齿的影响

3岁以上的宝宝，牙齿之间的缝隙开始容易嵌塞食物，这些食物残渣如果没有被及时清理，或清理不彻底而长期滞留，容易导致乳牙邻面（两颗牙齿相邻接触的部位）的龋坏。而乳牙邻面的龋坏不容易早期发现，通常发现时龋坏范围已扩大，大面积的龋坏会损伤牙齿内部的牙神经，引起疼痛和感染。另外，牙齿邻面的龋坏会导致牙齿直径的缩小，将来接替乳牙的恒牙在萌出时得不到足够的间隙，就会出现牙齿排列不齐。

小贴士 使用牙签的不良后果

1.牙签通常是用木材、竹材或塑料制成，由于材质比较硬，使用不当容易损伤牙龈，造成孩子的疼痛。

2.不能够顺着牙缝形态进入牙缝，硬塞进去会使牙缝变大。

3.还有的宝宝会学着大人的样子使用牙签，很有可能把牙签折断在牙缝或牙洞里，造成局部损伤。

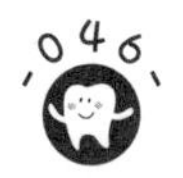

长期的食物嵌塞、进食疼痛，往往会导致孩子偏侧咀嚼的习惯，或者不愿意用牙齿咀嚼食物，这些现象可能会影响颌骨的发育。所以，对宝宝牙齿邻面，也就是牙缝之间的清洁，非常重要。

由于牙刷的刷毛比较粗，不能进入牙缝之间进行清洁，所以清洁牙齿的邻面，需要使用牙线，也可以使用将牙线固定在一端的牙线签（此处重要提示：不要使用牙签剔牙）。

使用牙线，会把牙缝撑大吗

当牙线进入牙缝时，看似圆圆的牙线经过牙缝的挤压，会变成薄薄的片状，并顺着牙齿邻面的形态贴合到牙面上，通过上下移动来清洁牙齿邻面。如果牙缝之间有嵌塞的食物，还可以通过牙线的移动将食物从牙缝里拉带出来。轻柔、正确地使用牙线，不会损伤牙齿，也不会把牙缝变大。

牙线的结构和种类

我们先来看看牙线的结构：牙线是由很多根细细的纤维并列做成的。牙线进入牙缝会顺应牙缝的形态变得扁平。

牙线有很多种：加蜡的牙线，用起来比较顺滑；加氟的牙线，使用时可以将牙齿的邻面涂上氟化物，防止牙齿的脱矿，促进脱矿牙面的再矿化。另外，牙线还有不同口味，如水果味、薄荷味等，可以依据个人喜好选择使用。

对于刚刚开始使用牙线的宝宝，牙线签也是不错的选择。牙线签的手柄是塑料制成的，在手柄的另一端有固定好的约1厘米长的牙线，这种

牙线使用起来更方便。牙线签的手柄分为直柄和弯柄，直柄适合前牙，弯柄适合后牙。

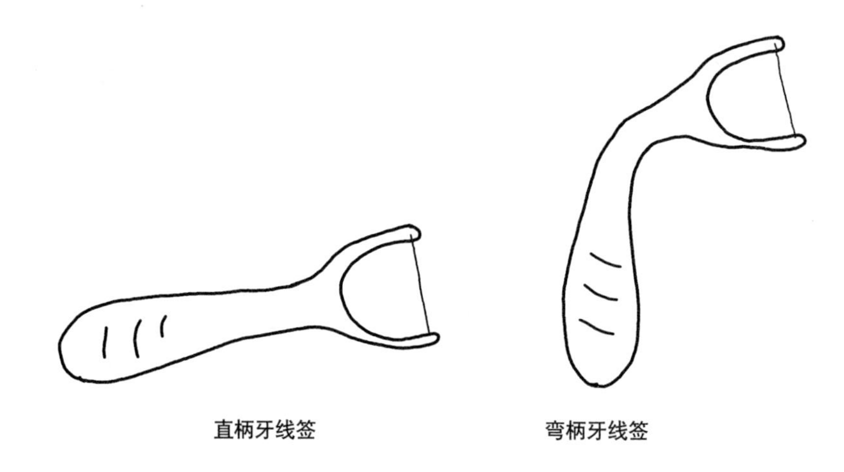

直柄牙线签　　弯柄牙线签

如何给宝宝使用牙线

给宝宝使用牙线之前，爸爸妈妈应先把手洗干净，然后让宝宝躺在自己的腿上，以便能够清楚地看到每一个牙缝。将20厘米长度的牙线两端打结，系成一个圆环，用双手的食指和拇指将牙线固定住1.5厘米~2.0厘米的长度，将这段牙线放到宝宝的牙缝里，并做拉锯一样的动作将牙线推进牙缝，然后兜住一侧牙齿的邻面，再以拉锯一样的动作将牙线沿着牙齿邻面拉出来。每个牙缝依次进行清理即可。牙线签是将一截牙线固定在塑料手柄上，它的设计使我们可以更方便地使用牙线清洁牙齿，尤其是给爱动的宝宝清洁牙缝的时候，牙线签就更为方便。

建议2~3天使用一次牙线为宝宝清洁牙缝。如果宝宝有患龋的高危风险，需要每天使用牙线。如果给宝宝刷牙时发现牙缝里嵌塞了食物，也要使用牙线清理。

◆ 学会正确的姿势和步骤，给宝宝刷牙变得简单多了 ◆

不同年龄的宝宝，刷牙姿势和步骤是不一样的

无论宝宝出生时正常与否，每日进行口腔清洁都是非常必要的。将宝宝口腔中残存的奶渍、软垢、食物残渣清洁干净，让宝宝的小嘴巴清清爽爽的，有利于牙齿萌出后拥有健康、清洁的口腔环境，也有助于宝宝的身体健康。

0～2岁的宝宝

1.选择宝宝情绪状态比较好的时候，轻轻把宝宝抱在怀里，也可以让宝宝躺在床上。

2.将干净的纱布折叠成三角形，将一个角蘸上温水，放到宝宝的牙床上，轻轻擦拭。注意动作要轻柔，牙床的里里外外都要触碰到。如果宝宝已经有乳牙萌出，要专门擦拭宝宝的牙齿。

3.擦拭牙齿的过程中，可以给宝宝讲故事，或者跟宝宝愉快地

说话。

4.每天进行1～2次口腔清洁即可。

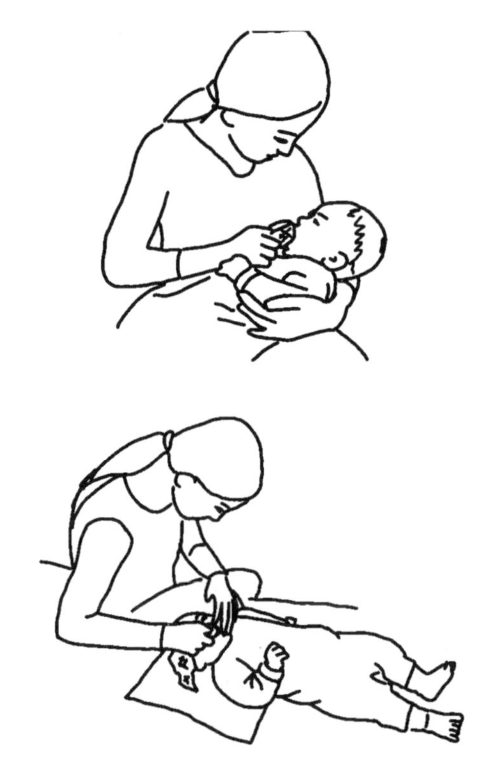

给0～2岁的宝宝进行牙齿清洁护理的正确姿势

2～3岁的宝宝

1.让宝宝躺在大人的腿上，仰起头，将小嘴巴张大。

2.爸爸或者妈妈将软毛牙刷蘸点儿水，给宝宝刷牙。

3.刷牙可以按照一定的顺序，由里向外依次刷干净。

4.让宝宝起身，用清水漱口，并表扬宝宝配合得好。

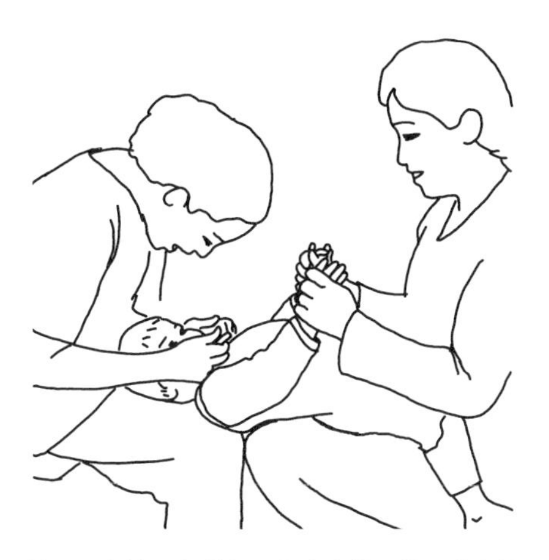

给2～3岁的宝宝进行牙齿清洁护理的正确姿势

3～6岁的宝宝

1.宝宝站在家长的前面，背对着家长，将头扬起，张开小嘴巴。

2.家长用一只手扶着孩子的下巴，另一只手拿着牙刷准备给宝宝刷牙。

3.将豌豆大小的牙膏挤到牙刷上，给宝宝按照由里到外的顺序刷牙。

4.刷完牙，让宝宝把嘴里的牙膏泡泡吐干净。

5.用清水漱口，并给予表扬。

给3～6岁的宝宝刷牙时，家长还可以站在孩子的侧后方，让孩子把头仰起来，头靠在家长的臂弯里，这样家长就可以看清楚孩子嘴里的情况，便于给孩子刷牙。

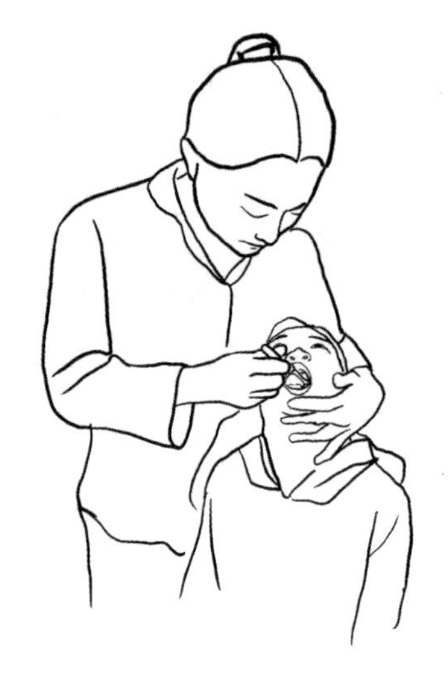

站姿给3～6岁宝宝刷牙

再次重申，宝宝为什么需要爸爸妈妈给他刷牙

刷牙是需要一系列非常精细复杂的动作来完成的，处在发育期的宝宝还没有能力完成这样的任务，在这一阶段，需要爸爸妈妈来帮助孩子保持良好的口腔卫生。

爸爸妈妈给宝宝刷牙，可以看清楚每一颗牙齿、每一个牙面是否清洁得干净，还可以看到宝宝牙齿萌出情况以及牙齿健康状况。如果发现异常，家长应及时带宝宝看口腔科医生。

小贴士 怎样防止刷牙时被宝宝咬伤手指

在给宝宝进行口腔护理或刷牙的时候，有些宝宝突然闭嘴，

很容易咬到爸爸妈妈的手指。如何避免这种情况呢？

尽量不要将手指放到宝宝的嘴里，尤其不要放到宝宝上下牙齿之间的位置，只要把刷牙的工具放到宝宝嘴里就行了。如果必须把手指伸到宝宝的嘴里，可以将手指尽量贴着宝宝牙齿的外壁，也就是牙齿和腮帮之间的空隙位置。

让刷牙时间变得更有趣

给宝宝刷牙，对爸爸妈妈来说是一项具有挑战性的工作，但只要设计得当，其实很容易把刷牙活动变成好玩的亲子游戏，让宝宝在刷牙时获得乐趣和享受。以下几点建议供爸爸妈妈参考使用。

- 一边讲故事，一边给宝宝刷牙。如果宝宝非常配合，在刷完牙之后，作为奖励，还可以再讲一个故事。

- 让宝宝一边听他喜欢的儿歌，一边刷牙。或者爸爸妈妈一边唱儿歌，一边给宝宝刷牙。

- 对于大一点儿的宝宝，也可以在刷牙时让宝宝观看一段他喜欢的动画片（3~5分钟时长比较合适）。

- 每次宝宝刷牙后，可以给宝宝小贴画作为奖励，也可以在集齐一定数量的奖励后换一个小礼物。

- 跟爸爸妈妈一起，相互检查牙齿，看看谁的牙齿刷得又白又亮。

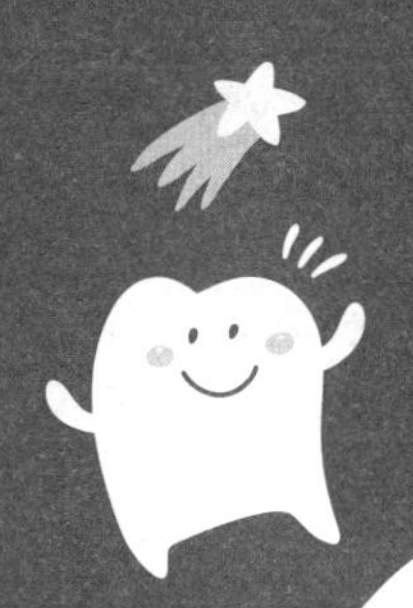

Chapter 3

乳牙的各种问题，让我们一起“打怪”

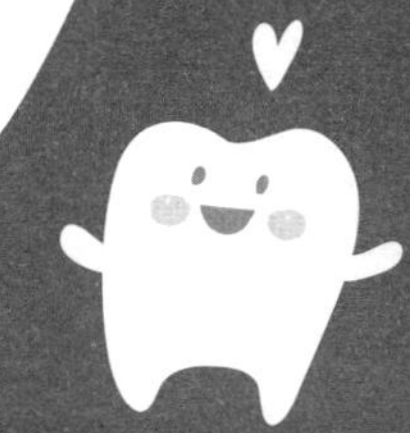

宝宝的口腔里会出现各种问题，有的与发育和遗传有关，如牙齿形态或结构异常，牙齿数目过多或过少；有的与环境因素和饮食习惯有关，如龋齿、牙龈发炎、口腔真菌感染等；还有一些问题是遗传与环境因素共同作用引起的，如复发性口腔溃疡、牙齿不整齐等。其中，最常见的问题是龋齿。不过，龋齿是可以预防的，所以这章我们先从龋齿说起。

◆ 龋齿 ◆

《第四次全国口腔健康流行病学调查报告》显示，全国3岁年龄组乳牙患龋率在全部接受调查的12390名儿童中为50.8%，平均龋坏累及的牙数为2.28，而龋补充填比仅为1.5%；全国4岁年龄组乳牙患龋率在全部接受调查的13978名儿童中为63.6%，平均累及牙数为3.40，龋补充填比仅为2.9%；全国5岁年龄组乳牙患龋率在全部接受调查的13992名儿童中高达71.9%，平均累及牙数为4.24，龋补充填比为4.1%。

通过上述调查报告可以看出，幼儿期的宝宝龋齿越来越严重，但是接受治疗的比例非常低。

哪些宝宝容易患龋齿

早产、低体重出生的宝宝

早产宝宝的牙齿发育可能有先天缺陷，比如牙齿钙化不良，出现问题的牙齿上的薄弱部位容易受到侵蚀，造成脱矿或者龋齿。再加上宝宝

体质弱，容易生病，母乳喂养时间长、随意性大，也增加了牙齿患龋的概率。

夜间经常哭闹，需要通过喝奶才能被安抚的宝宝

宝宝夜间哭闹，爸爸妈妈经常让宝宝喝奶，以此来安抚他。喝奶会让宝宝的牙齿长时间浸泡在奶液中，牙齿容易被腐蚀。

含着乳头或奶嘴入睡的宝宝

含着妈妈乳头或奶嘴入睡的宝宝，更要小心。宝宝睡着后，尽管家长将乳头或奶嘴移出，但会有奶液滞留在宝宝的口腔中，这些奶液会在口腔中停留较长的时间，直到宝宝在睡梦中将其咽下，或者中途醒来哭闹时将奶水吐出或吞下。新萌出的乳牙这样浸泡在奶液中很容易脱矿或被腐蚀。

口腔肌肉力量不足的宝宝

由于口腔肌肉力量不足，为了吃饱，就要延长进食的时间。如此一来，食物滞留在口腔中的时间也会明显增加，增加了牙齿龋坏的风险。

接受面部放疗或全身化疗的宝宝

放射性治疗、化学药物治疗会改变口腔环境和免疫能力，可直接损伤牙齿的微结构，容易引起牙齿龋坏。

牙齿不齐的宝宝

由于牙齿排列不整齐，想将牙齿清洁干净变得非常困难，增加了龋坏的风险。

婴幼儿龋病风险评估表（中华口腔医学会2020年12月发布）

因素	高风险因素	中风险因素	低风险因素
生物学因素			
母亲/主要看护者过去12个月内患龋	是	—	—
儿童每天2次以上进食含糖食品或饮料	是	—	—
儿童每天含奶嘴入睡或睡前进食甜食	是	—	—
需要特殊健康护理	—	是	—
保护性因素			
看护者每天为儿童刷牙	—	—	是
每天使用含氟牙膏刷牙	—	—	是
过去12个月内接受过专业涂氟	—	—	是
定期口腔检查（至少每半年一次）	—	—	是
临床检查			
dmft≥1	是	—	—
牙齿上有白垩斑或釉质脱矿	—	是	—
龋活跃性检测数值高	是	—	—
牙面可见菌斑	—	是	—
综合以上评估得出被评估者的龋风险为：高□中□低□ 高风险：存在任何一项高风险因素者； 中风险：不存在高风险因素，且存在任何一项中风险因素者； 低风险：不存在高风险因素及中风险因素。			

注：dmft为乳牙龋失补牙数。

无论宝宝处于哪种患龋风险状态，都建议爸爸妈妈在帮助宝宝维护好口腔卫生的同时，定期带宝宝进行口腔检查，做到防患于未然，让孩子获得专业的口腔健康指导和牙齿疾病的专业治疗。

0～3岁婴幼儿口腔检查周期的建议：患龋中风险和高风险的宝宝，可以每3个月进行一次口腔检查，并由医生对宝宝的龋齿进行专业治疗，每次就诊时根据医生的建议进行专业的口腔涂氟；患龋低风险的宝宝，可以每6个月进行一次口腔检查，每次就诊时根据医生的建议进行专业的口腔涂氟。

小贴士 婴幼儿龋病管理方法

1.每天刷牙两次。父母监督3岁以下儿童每天刷牙两次，每次涂抹一定量的含氟牙膏；3～6岁儿童每天刷牙两次，每次涂抹豌豆大小用量的牙膏。

2.定期进行口腔检查。定期监测龋病进展的情况，并由家长和口腔科医生采取积极措施，以减少致龋环境。

3.氟化双胺银治疗。此种治疗方法很简便，由口腔科医生使用38%的氟化双胺银来帮助宝宝阻止龋病发展。如果父母同意使用氟化双胺银，医生还会提前告知使用后牙齿会染色变黑。

4.治疗口内已有龋齿。龋齿的充填治疗，牙髓病、根尖周病的治疗。

5.窝沟封闭。尽管研究报告低龋病风险儿童的牙齿进行窝沟封闭成本/效益比不理想，但很多专家认为，基于风险随时间的可能变化和牙齿解剖的差异，更倾向于低风险儿童恒牙的窝沟封闭。决定封闭乳磨牙和恒磨牙应同时考虑个体水平和牙齿水平的风险。

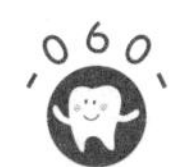

哺乳期的宝宝就长龋齿了

妈妈牙好，宝宝牙才好

研究表明，准妈妈在备孕期和孕期，做好牙齿健康的维护工作，减少口腔内致龋菌的数量，可以大大降低宝宝出生后患龋齿的风险。宝宝出生后，一般与妈妈接触最为密切，妈妈口腔中的细菌会逐渐定植到宝宝的口腔中，成为宝宝口腔中的常驻菌，随着年龄的增长，宝宝口腔内的细菌环境会逐渐稳定。如果妈妈口腔中的致龋菌非常强大，饮食习惯又比较容易引发龋齿，那么，宝宝患龋齿的风险就会更高。

小贴士 致龋菌定植口腔的窗口期

指细菌定植到宝宝口腔中的时间。1岁左右，宝宝的口腔内就有多种稳定的细菌存在了，这些细菌主要来自宝宝的密切接触者，逐渐形成了宝宝口腔内相对稳定的微生物环境。

龋齿是怎么“欺负”宝宝的

乳牙龋坏的速度有多快

从牙齿上刚刚出现黑点样的龋损到深大的龋洞，也就短短几个月的

时间。

0～2岁的宝宝，龋齿发展的速度很快。不良的喂养方式，如含着奶嘴睡觉，夜间多次喂奶，都会导致上颌乳前牙在几个月之内形成显著的缺损。

2岁以后，宝宝的乳牙基本都长出来了，如果饮食上不科学，比如经常吃饼干、薯片等零食，也会跟吃糖一样损坏牙齿，或者孩子经常喝饮料，都会加快牙齿龋坏的速度。

龋坏速度为什么这么快

这与乳牙的结构，乳牙牙神经对外界刺激不敏感，以及宝宝的饮食特点都有关系。

1.乳牙刚长出来时，钙化还不完全，非常容易受到细菌产生的酸性物质的破坏。乳牙长期浸泡在奶液中，或是牙齿上长期附着食物软垢，都会为细菌产酸源源不断地提供原料，长期腐蚀牙齿，造成龋损。

2.宝宝进食次数多，食物又多是液体、糊状，非常容易积聚在牙面上，易造成龋齿。

3.宝宝睡眠时间长，口腔处于相对封闭的状态，唾液分泌减少，不利于口腔清洁。

4.乳牙牙神经对外界刺激不敏感，因此很多牙齿已经龋坏成了残冠、残根，但宝宝还没有感觉过疼痛。

5.宝宝嘴巴小，家长很难及时发现宝宝的龋齿，往往会延误病情。

以上原因都会导致宝宝乳牙龋坏速度加快。所以，建议父母多关注宝宝的口腔健康，采取科学、合理的喂养方式，并定期为宝宝进行口腔

检查，使各种牙齿问题能够及时得到处理。

只要牙齿不痛就没问题吗

当然不是，前面提到，宝宝的乳牙牙神经对外界刺激不敏感，因此，即便很多牙齿都成了残冠、残根，宝宝也可能感觉不到疼痛。

宝宝容易发生龋齿的位置

- 乳磨牙的窝沟内。
- 上前牙的牙缝之间，唇舌侧。
- 后牙的邻接面。
- 上后牙的颊侧面。

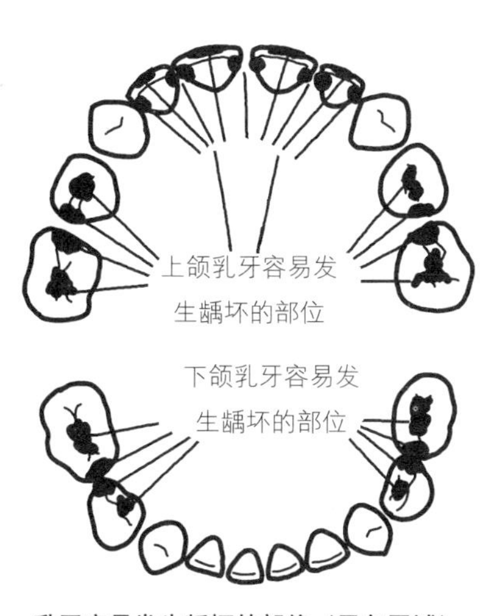

乳牙容易发生龋坏的部位（黑色区域）

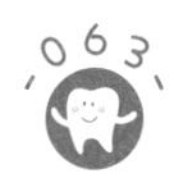

学会在第一时间发现宝宝乳牙的问题

1.在给宝宝清洁干净牙齿之后，可以拿小手电筒照一照宝宝小嘴巴里的牙齿，如果看到牙齿有缺损，或是存在棕黄色、黑色的病变，都要高度怀疑是不是有了龋齿。

2.可以给宝宝使用牙线清理牙缝，如果发现牙线进出邻接面不顺畅，牙线又有刮丝的现象，也有可能是出现龋齿了。

3.定期进行口腔检查，医生可及时发现是否有新的龋齿出现。

涂了氟或使用含氟牙膏，可恶的龋齿就不来了吗

给牙齿涂氟是怎么回事

涂氟是指医生在宝宝的牙齿表面涂擦一种叫作“氟化物”的药物，目的是预防在牙齿光滑面发生龋齿。如此操作，可以在牙齿表面形成一种能够抵御酸性侵蚀的物质，从而达到抑制牙表面溶解脱矿、促进再矿化、提高牙齿抗龋力的目的。

小贴士 一些局部使用的其他氟化物

包括使用含氟牙膏刷牙，使用含氟漱口水漱口，以及含氟凝胶、含氟泡沫和氟保护漆的局部应用。含氟牙膏和含氟漱口水可

以在家中使用，但必须在家长的监护下使用，避免孩子将牙膏或漱口水误吞，对于年幼的孩子，可以在刷牙后使用纱布去除口内残余的含氟牙膏。而含氟凝胶、含氟泡沫和氟保护漆的使用，则必须由医生进行操作。

涂了氟就不会患龋齿了吗

预防手段都不是万能的。涂了氟之后，如果不注意饮食和口腔卫生，还是会出现龋齿。为什么呢？氟化物对牙齿有抑制脱矿、促进再矿化的作用，同时还能够抑制引起龋齿的细菌，定期口腔局部涂氟，有利于预防龋齿的发生和进展。

然而，这种预防的作用也是有限的。当宝宝进食大量含糖食品、饮料，或者牙齿长期、高频度接触这些致龋食物，或者没有及时有效地刷牙，不能够保持口腔清洁，尽管定期使用了氟化物，宝宝的牙齿也抵御不了这些恶劣的环境，龋齿就会出现，甚至进一步加重。

小贴士 生活用水中含氟量高低会对宝宝的龋坏风险产生影响

我们的生活用水中含有多种矿物质，其中也包括氟元素。由于地区差异，水里的氟化物含量也不尽相同。距离矿区近的区域，水中的含氟量往往偏高，称为“高氟区”；而远离矿区的地区，往往水中的含氟量偏低，称为“低氟区”。

相关研究确立了适宜的饮水氟浓度为1.0毫克/升～1.2毫克/升[数据来源于《临床龋病学》（第2版）]，这一浓度是具有最高抗龋效果和氟牙症发生率最低的“适宜饮水浓度”。

生活在低氟区的宝宝可能更容易患龋，而住在高氟区的宝宝可能出现氟斑牙。对此，爸爸妈妈可以查阅相关信息，了解生活水源的氟化物浓度，来判断宝宝患龋齿或者氟斑牙的环境风险。

给宝宝牙齿涂氟会引起氟斑牙吗

牙齿涂氟，只要使用得当，是不会引起氟斑牙的。氟斑牙是在牙齿的牙釉质发育期摄入过多氟形成的。另外，宝宝的牙齿萌出后，牙冠的结构和矿化基本稳定，丧失了氟斑牙形成的核心条件，这也大大降低了患氟斑牙的概率。

小贴士 什么是氟斑牙

氟斑牙，也叫氟牙症，是一种慢性的氟中毒症状。氟斑牙在乳牙期不常见，恒牙的出现时间在牙釉质形成时。如果孩子生活在高氟区，或者摄入含氟量较高的食物，导致牙釉质在形成和钙化过程中出现异常，表现为牙齿呈现白垩色或黄褐色斑块，严重的患者全口牙齿还可伴发牙釉质的结构和形态问题。

给宝宝牙齿表面涂氟，相当于给宝宝牙齿的表层穿了一件抵御酸性物质侵袭的防护服，但这些氟元素不会使牙齿形成氟斑牙。而且，在局部涂氟的治疗过程中以及之后，医生都会采取措施防止宝宝将氟化物误吞。例如，控制氟化物的使用剂量，避免氟化物沾染唾液，让宝宝把多余的氟化物吐出来，或是用棉签将过多的氟化物擦掉。这里需要提醒家长注意的是，防止宝宝将药物误吞，只有在成人监督下，口腔局部使用氟化物才是安全的。

什么时候可以给宝宝使用含氟牙膏？怎么选

自从1964年氟化亚锡牙膏得到美国牙医协会（ADA）认可，成为第一种得到认可的含氟牙膏以来，如今，含氟牙膏已成为世界上应用最广泛的局部用氟防龋方法，也是比较容易掌握的自我口腔保健方法和公共卫生措施，适用于低氟和适氟地区的各年龄段人群。

大量的临床试验中，与非含氟牙膏相比，使用含氟牙膏可有效减少龋齿的发生。美国儿童牙科学会鼓励所有儿童每天两次使用适量氟化物牙膏刷牙。对于6岁以内的宝宝，因吞咽反射尚不健全，刷牙有时会吞咽部分牙膏，综合考虑患龋齿与氟牙症的风险，建议使用低浓度的儿童含氟牙膏。

具体建议如下：

- 3岁以内的宝宝，使用含氟牙膏时，用量不超过米粒大小，或只是“一抹”的量。刷牙后，用纱布将口内残余牙膏擦除干净。如果宝宝经常把牙膏吞下，就不建议给宝宝使用含氟牙膏。

- 3~6岁的宝宝，使用含氟牙膏时，用量不超过豌豆大小。

🦷 6岁以上的宝宝，每天可以使用两次含氟牙膏刷牙，用量不超过豌豆大小。

以上建议均须在成人监督下实施，刷牙时尽可能让宝宝将牙膏泡沫吐干净，避免吞咽。同时建议每6个月对宝宝进行一次尿氟监测，并参考当地饮用水氟含量，用于评价慢性氟暴露的情况。

你知道为什么要做窝沟封闭吗

什么是窝沟封闭

窝沟封闭也是一种预防龋齿的有效方法，它是针对牙齿窝沟点隙部位采取的预防措施。如果爸爸妈妈仔细观察过宝宝的乳磨牙，会发现牙齿的咬合面并不是光滑平整的。乳磨牙的表面有凹陷和凸起，凸起的部位是牙尖，凹陷的部位是窝沟，窝沟还分出很多点隙。如果窝沟比较深，点隙比较细小深窄，牙刷是刷不干净的，深沟里会积存很多食物残渣和软垢，细菌就会在这些部位滋生，产生酸性物质，破坏牙齿健康。

为了防止这种又窄又深的窝沟发生龋坏，可以在牙齿萌出后，使用窝沟封闭剂进行窝沟封闭。

每颗乳牙都要做窝沟封闭吗

并不是每颗乳牙都需要进行窝沟封闭。对于窝沟比较浅，形态呈“V”形敞开的窝沟，使用牙刷就可以将牙齿很好地清洁干净，因此是

不需要进行窝沟封闭的。宝宝乳磨牙的窝沟如果非常深，形态又不利于清洁，就需要进行窝沟封闭来预防龋坏。还有些宝宝的牙齿发育结构异常，牙面上有又深又窄的窝沟，为了预防龋齿，也需要进行窝沟封闭处理。

宝宝是否需要做窝沟封闭，爸爸妈妈很难判断，建议宝宝的乳磨牙萌出后，请口腔科医生帮助检查和判断是否需要做窝沟封闭。

什么时间做窝沟封闭

不是每个孩子做窝沟封闭的时间都一样，要根据牙齿萌出的情况来确定。最好的时机是：牙齿萌出一定的高度，窝沟完全暴露在口腔当中。

窝沟封闭不需要磨削牙齿，对牙齿基本上没有伤害，但操作时需要进行严格的唾液污染隔离。因此，宝宝能够配合这一操作也是做窝沟封闭的重要考量标准之一。

做窝沟封闭需要注意哪些问题

- 就医之前跟宝宝沟通，让他理解并配合医生的操作。
- 如果宝宝年龄小，容易呕吐，为了避免治疗时出现呕吐误吸的风险，窝沟封闭应尽量在空腹的情况下进行。
- 窝沟封闭做完后，宝宝会感觉嘴里有苦味，这种感觉一般1～2周后会自动消失。
- 做好窝沟封闭后牙窝沟封闭剂有可能脱落，脱落后，牙齿的窝沟又将暴露出来，如果马虎大意，还会出现龋齿。所以，窝沟封闭治疗

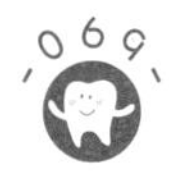

后，仍要坚持健康的饮食和良好的口腔卫生习惯。

定期做口腔检查，如果医生发现窝沟封闭有脱落或缺损的情况，应及时补救。

◆ 乳牙&恒牙 ◆

乳牙长了龋齿没关系，等换成恒牙就没事了，对吗

乳牙的作用就是咀嚼吗？并不那么简单

乳牙是几乎要陪伴孩子的整个婴幼儿期和童年期的咀嚼器官。但这么重要的身体器官，健康状况却常常被忽视。与此同时，牙齿还在其他方面发挥了重要作用，爸爸妈妈也一定要知道。

牙齿有维持面部下段高度的作用，它对保证面部外形的比例协调也有着重要作用。儿童期，上下颌乳牙互为支持，维持着上下颌骨的高度，保持着面部的合理比例，以及口腔内部良好的空间结构，这些也是青春期面部发育的基础。

乳牙能够帮助宝宝完成准确的发音。1～3岁是宝宝开始学习语言发音的关键阶段，3岁的宝宝可以说出大量的、带有语意的词语和句子。语言的发育与发音密不可分，而语音的产生则需要借助口腔、鼻腔、舌头、牙齿等多个器官的相互作用。

通过牙齿的尖窝交错的位置关系，稳定上下颌骨的相对位置。上下颌整齐排列的牙齿，就像齿轮一样相互吻合、接触，维持着上下颌骨的高度和相对应的位置关系。这一特点，使得活动范围比较大的下颌骨有了相对稳定的参照点，并在上颌牙齿引导的合理范围内，行使生理功能。

通过咀嚼动作，促进颌骨、肌肉的生长发育。我们知道，通过运动，可以促进肌肉和骨骼的健康和发育。因为肌肉在运动过程中对骨骼的牵拉促进了骨骼的发育。这样的规律同样适用于面部。咀嚼动作是锻炼面部肌肉以及颌骨的最好方法，强健的肌肉能够更好地维持上下颌骨的关系和功能。牙齿在进行咀嚼时，力量通过牙根传递给周围的骨骼，骨质在咀嚼力的作用下，保持相应的硬度和体积。而且在牙齿萌出和替换的过程中，咀嚼产生的力量可以促进牙齿的替换、牙槽骨的改建。

乳牙的健康对恒牙有什么影响

乳牙的下面就是恒牙，恒牙萌出前处于牙胚阶段，没有形成完整的牙齿形态，就好像一粒种子，刚刚开始出现萌芽，正在成长和成熟。所以乳牙与恒牙关系密切。

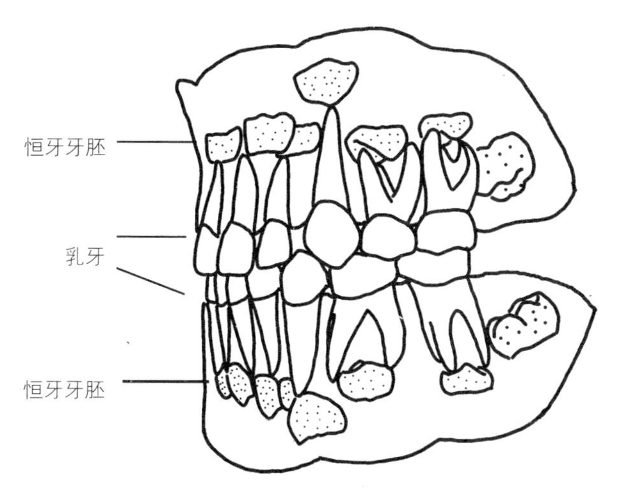

乳牙与恒牙牙胚位置关系图

小贴士 乳牙与恒牙的区别

1.乳牙的个头比恒牙要小很多。

2.乳牙的颜色较白，恒牙的颜色偏黄。

3.乳牙的硬度偏低，恒牙是人体最坚硬的组织。

4.乳牙更容易被细菌破坏导致龋齿，恒牙的窝沟点隙是比较容易患龋的部位。

5.乳牙的牙根会在换牙时被吸收，恒牙的牙根极少被吸收。

乳牙的一些异常情况，可能会影响恒牙牙胚的发育

乳牙的大小和状态为将来接班的恒牙保留了空间，一旦乳牙因为

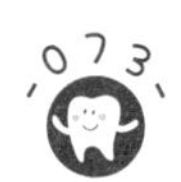

外伤或龋坏造成牙齿的缺损或脱落，就不能为将来的恒牙保持足够的间隙，尤其是乳磨牙，对未来恒牙的间隙保持尤为重要。

乳牙的牙根对恒牙萌出起着引导作用。恒牙萌出的过程中，乳牙的牙根逐渐被吸收变短，给恒牙创造了通路，扫清了恒牙萌出道路上的大部分阻力，恒牙可以更顺利、更准确地萌出。

乳牙咀嚼食物的过程，可以促进骨骼的发育，为恒牙的萌出提供更为充足的空间；咀嚼还可以锻炼面部周围的肌肉，使宝宝面形发育更为健康漂亮，为以后恒牙、骨骼和关节保持良好的工作状态奠定了基础。

乳牙牙根发炎，往往会对恒牙造成影响。恒牙牙胚出现在胎儿3个月大的时候，恒牙牙胚的钙化始于宝宝出生时，并且一直持续发育，直到恒牙萌出后3～5年，牙齿的发育才基本完成。

设想一下，颌骨中正在发育的恒牙牙胚如果周围都是脓液或炎性细胞，恒牙怎么能够健康发育呢?

广泛的乳牙龋齿，往往会造成咀嚼困难，并使宝宝的骨骼和肌肉无法得到良好的锻炼。乳牙龋齿引起的偏侧咀嚼可能引起面部发育不对称，如果不用乳牙咀嚼食物往往造成乳牙滞留（恒牙已经长出来了，该位置的乳牙还没有脱落），或者造成恒牙萌出阻碍或延迟（牙齿在正常萌出的时候没有长出来，或者长的位置不正常）。

严重的乳牙龋病，会影响到宝宝的全身健康。如果存在多颗乳牙长期发炎、牙槽骨内牙根感染的情况，在孩子身体状况不良的时候，就成了隐形的“炸弹”——一旦牙槽骨内的感染扩散到全身，严重者可能会出现低热，还可引发风湿性关节炎、肾炎等。

牙齿炎症可能会阻碍其他疾病的治疗。有些宝宝因疾病需要进行放射治疗、化疗或移植治疗，而进行这些治疗时，身体内尽量不要有潜在的炎症或感染。口腔内有严重龋齿的孩子，可能会因为牙齿炎症影响到治疗，甚至要承担更大的风险。

乳牙下方没有恒牙

医生给宝宝进行口腔检查时，有时需要给牙齿拍摄X线片，经常会发现宝宝乳牙下方的牙槽骨内没有将来要萌出的恒牙牙胚，也就是乳牙的下方没有将来接替它的恒牙，我们把这种情况叫作“牙齿先天缺失”。

小贴士 牙齿先天缺失

牙齿先天缺失，指天生缺少正常的某些或全部牙齿。造成牙齿先天缺失的原因可能是遗传、环境因素等。缺失的牙齿今后也不会再出现。乳牙和恒牙都可能出现牙齿先天缺失。个别的牙齿缺失，不会对咀嚼功能造成显著影响。有牙齿缺失的孩子，牙齿之间可能出现散在的间隙，产生牙齿咬合的问题，需要咨询医生。如果孩子存在多颗牙齿缺失，会影响咀嚼功能和面形美观，建议家长及时联系口腔科医生，针对具体情况制订相应的观察周期和治疗方案。

恒牙牙胚先天缺失的部位和数量没有固定的模式。研究资料表明，比较多见的是乳磨牙下方的恒牙牙胚缺失；前牙区域出现牙齿缺失的部位多见于下前牙；恒牙牙胚先天缺失数量从1颗到8颗不等，或者全部恒牙缺失。

那么，这些失踪的恒牙牙胚去哪里了呢？它们并没有“溜走”，而是在牙胚形成的最初阶段，没有出现或者没有发育。

没有恒牙牙胚就没有将来的恒牙，如何是好？如果乳牙保护得很好，即使下方没有恒牙，这些乳牙大多数可以维持到成年以后。成年后可以通过种植牙或者活动义齿来进行修复，恢复美观的同时也解决了主要的功能问题。

有些牙列拥挤不齐的宝宝，可以在正畸专业医生那里得到帮助，利用缺失的恒牙提供的空间排齐牙齿，或者关闭缺牙的间隙。缺失了很多颗恒牙的孩子，可以咨询儿童口腔科医生，他们会根据具体情况给予切实可行的治疗方案。

宝宝的乳牙没长够

相对恒牙而言，乳牙先天缺失比较少见。如果出现了乳牙缺失怎么办?

宝宝到了3岁左右，嘴里的乳牙就长全了，数一数，应该是20颗牙。

如果少于20颗牙，就很可能是乳牙先天缺失，可以到口腔科医生那里咨询。在检查和明确诊断后，爸爸妈妈可以和医生一起探讨孩子缺牙的治疗计划。需要重点关注以下4个问题，并进行相关的咨询。

1.乳牙缺失的数目和位置，以便心中有数。

2.乳牙缺失，对宝宝的饮食、发音等口腔功能有没有影响，怎样改善。

3.什么时候检查恒牙的情况。

4.如何保护好现有的乳牙，并确定未来定期检查的周期。

通过确认以上这些问题，爸爸妈妈可以知道如何帮助缺牙的宝宝，让他们更加健康地成长。

乳牙少，恒牙也会少吗

一旦乳牙出现先天缺失，恒牙先天缺失的可能性就会增加。那么，怎样才能知道宝宝恒牙的情况呢？通常情况下，在宝宝定期进行口腔检查时，医生会提供宝宝牙齿发育的评价信息，乳牙是否缺失，在宝宝3岁左右可以基本确认。到了六七岁时，可以拍一张全景X线片，这张X线片可以显示颌骨内所有牙齿的情况，除去智齿（第三磨牙），恒牙的数目应该是28颗。如果发现恒牙有先天缺失，就要更好地呵护现有的乳牙。

◆ 乳牙的外观和排列 ◆

长相奇怪的乳牙

形态各种各样的乳牙

有些宝宝的乳牙长得奇形怪状，到底是怎么回事呢？

人类正常的乳牙，按形状分为三类：

- 切牙，呈铲形，用于切断食物；
- 尖牙，类似三角锥形，用于撕咬食物；
- 磨牙，上面有很多牙尖和窝沟，用于将食物嚼碎。

刚刚萌出的乳前牙牙齿呈锯齿形

宝宝新长出的乳前牙（切牙）上面带有锯齿形态，这是新萌出牙齿正常的形态，爸爸妈妈不必担心。随着牙齿逐渐磨损，锯齿形会逐渐消失，变成我们常见的切牙的样子。

融合牙

乳牙形态异常，最常出现的是切牙和尖牙融合形成的融合牙。融合牙即两颗牙齿长在了一起，中间有一条深沟。这种情况常发生在下颌的切牙与尖牙上。融合牙不影响宝宝的咀嚼功能，只需要观察即可。但融合牙上的深沟建议尽早做窝沟封闭加以保护。

门牙上的条带斑

门牙上出现黄色或褐色的条带斑，多数是横向的，不光滑。这些条带斑是牙齿的薄弱部位，是在牙齿钙化的过程中出现了障碍，导致牙釉质发育不良。很多宝宝门牙的龋坏就是从这个位置开始的。如果宝宝的牙齿出现条带斑，家长应多关注宝宝的口腔，一旦发现龋坏，应及时请口腔科医生帮助涂氟或做充填处理。

月牙形牙齿

门牙刚长出时还是正常的形态，没过多久就变软了，而且牙齿的切端出现了月牙形。出现这种情况表明宝宝的牙齿已经出现了脱矿、龋坏，是最容易受到磨损的切端受到严重磨损导致的，应当尽早请口腔科医生全面检查并处理，同时要向医生咨询相应的喂养方式和口腔清洁方法。

小锥形门牙

门牙不是铲形而是小锥形，这是牙齿发育时形成的形态，跟遗传因

素有关，一般不影响宝宝牙齿的功能，只是形态不甚美观。但是，如果宝宝乳前牙脱落后长出小锥形牙，还是要到口腔科医生那里进行排查，看看是不是额外牙。额外牙也叫多生牙，是超出正常牙齿数目的牙，它的存在可能会对其他正常牙齿的位置、萌出造成不良影响。

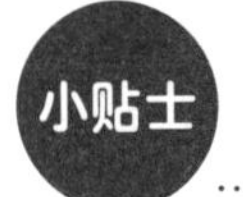

宝宝牙齿异常，家长千万不要自行判断

宝宝的牙齿如果出现了上述异常情况，需要咨询医生，或者请医生详细检查。只有医生检查之后，才能判断宝宝的牙齿是否正常。也只有明确了诊断，才可以提供准确的治疗方案。家长千万不要自己猜测或臆断，耽误了宝宝的治疗。

乳牙排列不齐怎么办

大多数宝宝的乳牙都是排列整齐的。然而，受遗传因素和环境因素的影响，部分宝宝在乳牙阶段会存在牙齿排列问题。

父母都希望宝宝的牙齿洁白整齐，但有些孩子的确会出现各种各样的牙齿不整齐的问题。一旦宝宝出现了牙齿不整齐的情况，该怎么处理？可以纠正吗？让我逐个来为大家讲解。

牙齿反𬌗

牙齿反𬌗指宝宝在咬紧牙齿的时候，下颌牙齿包在上颌牙齿的外

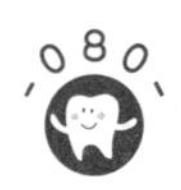

侧，俗称“地包天”。这是一种不正常的咬合关系，造成的原因有很多，包括遗传因素、环境因素、口腔不良习惯等。

如果宝宝存在牙齿反𬌗的问题，可在宝宝3岁左右，也就是乳牙都长齐之后，到口腔科医生那里咨询诊治。需要矫正治疗的宝宝，医生会使用相应的矫治器帮助孩子进行矫正治疗。

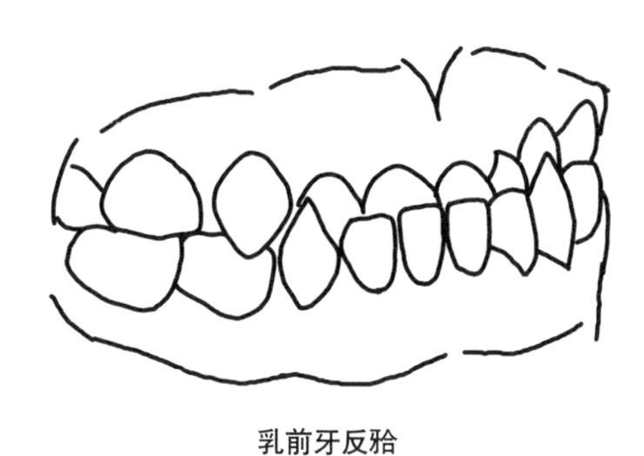

乳前牙反𬌗

深咬合（深覆𬌗）

深覆𬌗是指宝宝上前牙包过下前牙太多，严重者咬紧牙齿后，上前牙可以完全盖过下前牙，下前牙往往咬到上前牙内侧的牙龈上。深覆𬌗往往会造成宝宝下颌前牙的重度磨损，或者咬伤上前牙内侧的牙龈。

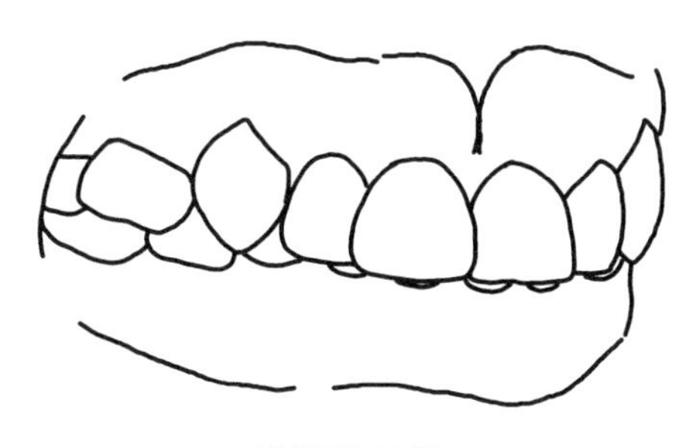

乳前牙深覆𬌗

轻度和中度的深覆𬌗是乳牙期可以接受的现象，如果是重度深覆𬌗，建议找口腔科医生诊治。

开𬌗

开𬌗通常指宝宝咬紧牙齿后，上颌前牙和下颌前牙在垂直向无接触，即上下两排牙齿之间存在空间。开𬌗的牙齿不仅无法行使切咬食物的功能，而且影响美观。另外，上下牙齿之间的空隙使得舌头容易外伸，引发吐舌的不良习惯。

孩子存在牙齿开𬌗问题需要咨询口腔科医生，查找详细的原因（例如吐舌习惯、异常的吞咽习惯和长期使用安抚奶嘴等），尽可能地改善开𬌗情况。

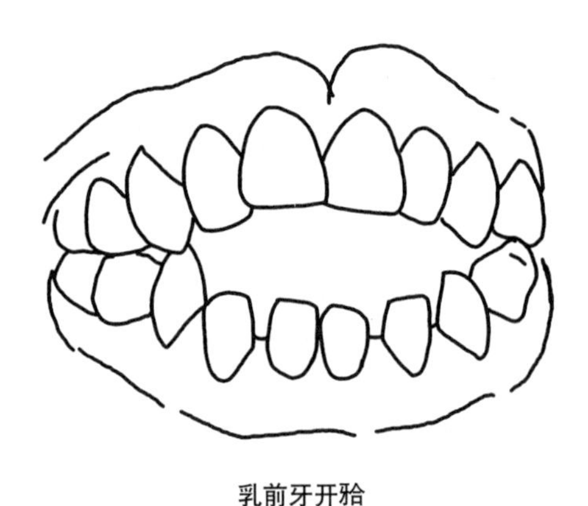

乳前牙开𬌗

牙齿之间有缝隙

很多宝宝牙齿与牙齿之间都有大小不一的缝隙，常常对称存在，有些影响美观。其实，乳牙之间天然存在缝隙，我们称之为“生理间隙”，它是为了给将来较大的恒牙萌出提供足够的空间。

有研究表明，牙齿之间各种间隙总和超过7毫米，将来恒牙拥挤的可能性就会非常低。当然，乳牙之间的间隙是否正常，还是请口腔科医生检查后再下定论。

乳牙不整齐对宝宝有什么影响

乳牙不齐，因类型的不同，对宝宝的影响也不同。

- 牙齿拥挤，多会引起清洁困难而导致龋齿。家长除了给宝宝刷牙以外，还可以使用牙线为宝宝清洁牙齿，并定期进行口腔检查和涂氟，这些都可以帮助宝宝。
- 牙齿反𬌗、开𬌗会影响宝宝的正常咀嚼、发音等功能，对于肌肉功能、舌头的位置也会产生不良影响。因此，如果宝宝存在这些问题，建议至少在3岁时，详细咨询口腔科医生。
- 乳牙之间的生理间隙，一般不会影响宝宝的口腔功能。

每个宝宝在父母的眼里都是最漂亮、最可爱的孩子，没有谁规定宝宝一定要长成什么样才是最美的。所以，无论宝宝的牙齿整齐与否，都不要打击宝宝的自尊心，都要尊重个体的发育。同时，积极地咨询口腔科医生，详细了解孩子口腔功能是否协调，对于口腔功能不协调或影响功能和发育的问题进行一定程度的纠正，才是最有实际意义的。

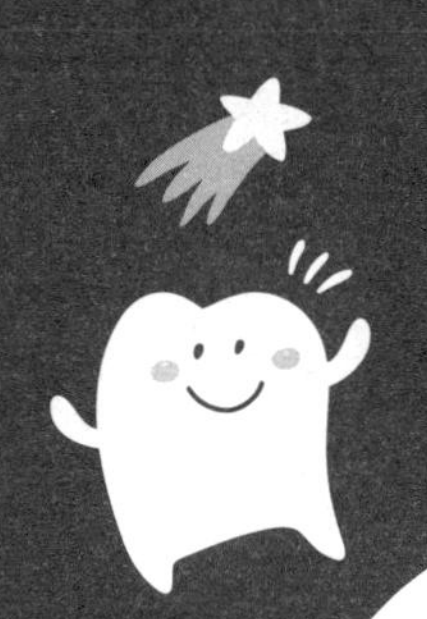

Chapter 4

配合口腔科医生治疗，事半功倍

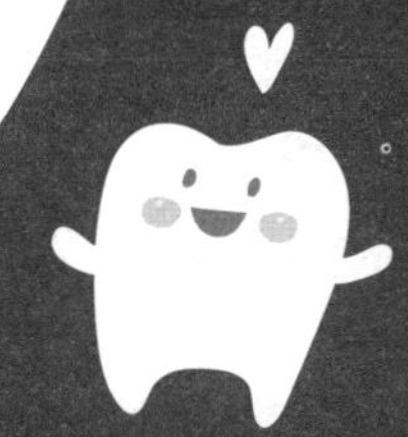

无论是口腔健康检查，还是口腔疾病的治疗，都离不开口腔科医生。如果能够多配合和了解一些口腔科医生的工作，不仅对孩子的口腔保健有帮助，而且在带孩子进行口腔疾病治疗时也会起到事半功倍的效果。例如，爸爸妈妈在家中如何观察和记录宝宝的口腔问题；如何告诉宝宝关于看牙的那些事情；如何跟医生沟通；带宝宝去看口腔科医生，宝宝不配合怎么办；面对宝宝的哭泣，爸爸妈妈如何是好；面对医生的询问，爸爸妈妈如何回答；面对医生给出的诊疗方案，该如何做出选择……对年轻的爸爸妈妈来说，要面对并处理好这些问题，无疑是巨大的挑战。不过，所有问题的核心在于家长与医生的相互协作，共同让宝宝拥有健康的口腔。

· 方便医生了解宝宝口腔问题的健康小档案 ·

量身定制儿童口腔保健及治疗计划

口腔保健时间表

下表中列出了孩子在不同的年龄段口腔可能会出现的问题，方便爸爸妈妈根据孩子的年龄来查阅，有的放矢地关注孩子的口腔问题。

口腔保健时间表

时间	牙齿状况	可能出现的问题	医生建议	执行计划
0～1岁	上下前牙萌出	喂养龋 口腔清洁		
1.5岁	后牙萌出	口腔清洁 龋齿 口腔异味 夜间多次喝奶 吮吸手指		

续表

时间	牙齿状况	可能出现的问题	医生建议	执行计划
2岁	多颗乳牙萌出	龋齿 口腔清洁 夜间多次喝奶 其他		
2.5岁	乳牙大部分已经萌出	龋齿 口腔清洁 依赖奶瓶 其他		
3岁	乳牙完全萌出	龋齿 口腔清洁 咬合关系 口腔习惯 其他		
3.5岁	乳牙完全萌出	龋齿 口腔清洁 咬合关系 口腔习惯 其他		
4岁	乳牙完全萌出	龋齿 口腔清洁 咬合关系 口腔习惯 其他		

对医生很有帮助的家长记录表

有一些爸爸妈妈非常细心，自己能够发现宝宝口腔中出现的问题。为了便于医生了解宝宝的情况，家长可以用家长记录表（见下表）先将问题记录下来，还可以把宝宝日常反映的问题也记录下来，然后带着问题去看医生，有助于医生更好地检查与诊断。

家长记录表

时间	爸爸妈妈发现的问题	医生发现的问题	措施

带宝宝做口腔检查，需要做哪些准备

内衣及其他物品

如果宝宝在治疗的过程中因哭闹而出了很多汗，有必要在治疗后给宝宝更换干爽的内衣；对年龄较小的宝宝，要及时更换尿不湿，确保宝宝在治疗过程中的卫生；用来擦汗的毛巾；可以播放视频动画的电子设备；完成诊疗后奖励给宝宝的小礼物。

心理准备

家长应提前给宝宝讲述看牙的过程中要如何配合口腔科医生进行检查和治疗。家长可能会面对宝宝的哭闹，要理解他的各种反应，耐心地鼓励他，给予必要的帮助。

病历及资料

孩子的身份证件、医保卡，治疗牙齿的相关病历和检查资料。

空腹4～6小时

检查和治疗时，宝宝一般处于平卧的状态。由于宝宝的胃浅，因紧张而哭闹时容易发生呕吐，而且如果呕吐物反流到气管中可能会出现窒息。所以尽量让宝宝空腹4～6小时再就诊。诊疗结束后，可以给宝宝补充能量和水。

宝宝看牙笔记

以笔记的形式记录下宝宝看牙的过程，有助于全面掌握孩子的口腔健康状况。可以进行如下记录：

宝宝看口腔科医生前的想法；

宝宝在看口腔科医生过程中的表现；

爸爸妈妈是如何配合医生护理宝宝牙齿的；

医生对宝宝牙齿健康情况的检查结果；

下一阶段的口腔护理指导；

……

宝宝为什么害怕看牙？因为爸爸妈妈也害怕带宝宝看牙

带宝宝去看口腔科医生，爸爸妈妈可能备感压力：担心宝宝不配合，担心宝宝哭闹，担心医生对宝宝凶，担心自己控制不了宝宝的情绪和行为……

在爸爸妈妈的印象中，宝宝通常一见到医生就会哇哇大哭，这让他们也害怕带孩子看医生。宝宝哭闹不看牙，爸爸妈妈又心疼又着急。那么，宝宝为什么害怕看牙呢？结合门诊工作经验，宝宝不爱看牙大致有以下几种情况。

- 对陌生环境的害怕；
- 对陌生人的害怕；
- 对不熟悉事情的害怕；
- 对声音的害怕；
- 对各项操作的害怕。

这些表现都是本能的反应，是情绪的困扰，是因为对情况不了解、不理解……

其实，如果爸爸妈妈能让宝宝了解一下口腔科医生的工作环境、相关的牙科知识，让宝宝明白口腔科医生是帮助我们保护牙齿健康的，是我们的朋友，宝宝就更容易接受相应的检查和治疗。下面，让我们来了解一下口腔科医生是怎样工作的，一起来帮宝宝减压。

◆ 口腔科医生是这样工作的 ◆

口腔科诊室长什么样

口腔科的诊室，通常是一处正方形或长方形的区域或房间，里面有很多专业的工具和设备。最重要的，也就是安置在诊室核心位置的，是一把特殊的椅子——综合治疗椅，患者接受口腔检查和治疗，都是躺在这张椅子上进行的。

在治疗椅的两边，还有各种连着管线的看牙工具，有的是用来去除龋坏的牙体组织的，有的是用来冲洗、吸水的，有的是用来固化补牙的材料的……医生和护士会坐在综合治疗椅两侧的工作椅上进行操作。操作区域还有一排柜子，上面放着各种牙科治疗材料、小工具和药品。

诊室里虽然摆放了很多医生用的工具，但由于安排合理，看起来井井有条。此外，为了方便患者，还备有盛放衣物、书包的整理箱或挂衣架；有的房间里给陪伴的家长准备了凳子或沙发；为了增加小朋友看牙的乐趣，还配有播放动画片的电视机。

小贴士 如何挂号和预约

很多医院现在都提倡利用手机App挂号的方式预约挂号，另外，通过医院相关网络平台也可以预约就诊。还有一些医院、诊所实行预约看病制度，家长可以直接到医院或诊所预约。

第一次看完牙齿后，还可以咨询大夫，如何预约下一次的就诊时间。

口腔科医生如何看牙，工具很重要

很多小朋友都好奇，口腔科医生的台子上怎么有那么多工具，它们叫什么，都是用来做什么的？这些工具对口腔科医生来说特别重要。下面就为大家一一介绍这些工具，让我们来看看医生是怎样利用这些工具给宝宝看牙的。

口腔科医生使用的工具大致分为两类，即口腔检查工具和牙齿治疗工具。这两类工具在使用时会有重叠，根据实际操作需要，医生会选择相应的工具来使用。

爸爸妈妈可以准备一些和牙齿相关的绘本，如果有看牙器械设备，以及看牙过程的相关内容，可以多给宝宝讲解一下。在为宝宝介绍看牙工具的时候，可以参照下面的文字。

用于检查口腔的工具

口镜：是一个长柄的小镜子，医生把口镜放到宝宝的嘴里，通过反射来检查那些直视时不容易看清楚的牙齿，比如宝宝的上牙和后牙，以及牙齿的里侧。使用口镜时不会碰到宝宝的舌根部位，一般不会引起宝宝的呕吐反射。

给宝宝介绍口镜时，我们叫它——棒棒糖镜子。这种镜子像棒棒糖一样，有个长长的棒，前头是圆圆的小镜子，它是专门用来检查牙齿的。

探针：它有一个长长的手柄，手柄的一侧呈三弯形，另一侧呈圆弧形，它用来检查牙齿有无龋坏，以及确认龋齿的部位、腐质的硬度，等等。使用探针时，医生的手法会很轻柔，一般不会引起宝宝的疼痛。

给宝宝介绍探针时，告诉他，我们给它取了一个新名字——神奇魔法棒。它模样怪怪的，两端形状不同，是用来检查牙齿上有没有洞的。口腔科医生还可以用它来帮助宝宝清理牙缝之间的肉丝和菜叶。

镊子：一种弯头镊子，用来帮助医生夹取各种看牙用的小物品。

介绍镊子时，可以这样告诉宝宝，它叫万能小镊子，可以夹小棉球、小纸片等。

三用枪：这是一个连接到管子上的工具，上面有不同的按钮，医生通过按压不同的按钮，使它喷出水、空气或者水雾，因此叫它三用枪。在清洗牙齿、冲刷牙缝或者吹干牙面时，医生都会用到三用枪。检查牙齿对温度变化的反应时，有的医生也会用到它。它不会直接接触牙齿，不会引起宝宝的疼痛。

家长可以告诉宝宝三用枪的昵称——三用小喷头。它是专门给小牙齿洗澡用的小喷头，可以放到小朋友的嘴里给小牙齿洗澡。它会发出“噗噗”的声音，把脏东西都冲出来。它还会发出“呼呼”的声音，像吹风机一样，把牙齿上的水吹干。

吸唾器：用它可以随时将宝宝嘴里的口水吸干净，这样就不用宝宝总是起来吐口水了。吸唾器通常放在宝宝的嘴角，可以起到保护口腔软组织的作用，还可以保持牙齿干燥，治疗时不让口水污染牙齿。

爸爸妈妈可以告诉宝宝，吸唾器又叫“大象鼻子”，它可以帮助医生吸掉宝宝嘴里过多的口水，还可以把“小喷头”冲出来的脏东西一起吸走。有时候，它还会打响鼻，跟小象一样发出“呜呜”的声音。这个“大象鼻子”吸管，是宝宝看牙少不了的好帮手。

无影灯：宝宝躺在治疗椅上时，头上会有一盏明亮的灯，我们称作“无影灯”，它是用来照亮宝宝口腔的，宝宝的牙齿状况在无影灯下一览无余。很多隐秘的部位，医生利用无影灯和口镜配合检查，都可以看得很清楚。

给宝宝介绍无影灯的时候，我们叫它“牙齿探照灯”。宝宝的嘴里黑咕隆咚的，怎样才能发现小蛀虫呢？有了这盏神奇的“牙齿探照灯”，就可以把嘴巴照亮，医生就能看清楚了。如果宝宝觉得灯光晃眼睛，可以提前准备一副小墨镜，看牙的时候戴上即可。

棉球、棉签：医生使用棉球、棉签给宝宝擦干净牙齿，才能够发现牙齿的问题。有时候宝宝出现牙齿咬合痛，又说不清楚是哪颗牙，医生就会让宝宝咬一咬小棉签，来确认是哪颗牙齿出了问题。

小吸管：口腔科医生有时候也会告诉小朋友它叫“小象鼻子”，因为它可以把嘴里的水吸走，尤其是用“小喷头”给小牙洗澡的时候，小吸管就把冲出来的脏水都吸入下水道了。

小电动牙刷：把牙洞里的脏东西刷干净，口腔科医生就会用到小电动牙刷，它的头非常小，工作时会发出“呜呜”的声音。

用于治疗牙齿的工具

局麻注射仪：给宝宝治疗牙齿时如果需要使用麻药，会用到这种仪器。它是由电脑控制给药速度的仪器。使用时会发出各种提示声音，由于给药速度较慢，针头非常细小，给宝宝使用时，可以大大降低疼痛感。

家长可以告诉宝宝，这是一台“麻醉小机器人”，医生用它给小牙齿滴一些麻药，让牙齿上的“虫子”睡着了，就可以悄悄地把它们赶走了。使用麻药时会有一点儿不舒服，因为“小虫子”可能还会咬你一下，只要宝宝坚持一会儿，感到麻麻胀胀的时候，“小虫子”就都睡着了。

橡皮障：它是一种很薄、很柔软的橡皮布，配上夹子和面弓一起使用。治疗牙齿前，医生会把橡皮障套到牙齿上，把要治疗的牙齿露在外面。使用橡皮障的好处是，避免喷出来的水和牙齿上的脏东西流到宝宝嘴里；防止唾液污染治疗中的牙齿，保持治疗牙齿周围良好的环境，缩短治疗时间；避免有苦味的药水流到宝宝嘴里；防止看牙时小器械脱落引起的意外。

家长可以告诉宝宝，这是一件给小牙齿穿的“小雨衣”：它是一种非常柔软的橡皮布，可以套在牙齿上，这样，给牙齿洗澡时冲出来的水就不会流到宝宝的嘴里了，宝宝嘴里的口水也不会流到牙齿上。看牙时，口腔科医生和宝宝都非常喜欢这件小雨衣，有了它的帮助，牙齿看得又快又好。

高速手机：医生还称它为“涡轮”“快钻”，主要是用来去除牙齿上损坏的硬组织。它的转速很高，具有很高效的磨除能力，使用时还会有水喷出，起到降温和保护牙齿的作用。

家长可以告诉宝宝，高速手机的名字叫“强力小花洒/小水枪”，是给牙齿洗澡用的，它会喷水，喷水时会发出“噗噗”的声音。它可以把牙齿上的“小虫子”和脏东西统统冲出来。同时，吸唾器也会把“小花洒/小水枪”喷出来的水以及冲出来的脏东西都吸走。

低速手机：医生称它为“慢钻”，主要用来清除牙齿上腐烂软化的地方。它可以喷水，也可以不喷水，医生会根据情况选择使用。

爸爸妈妈可以这样形容低速手机——“小小的电动牙刷”，它个头很小，专门用来刷牙洞里的脏东西，它会发出“呜呜”的声音，很像小汽车发动起来的声音，它可以帮助医生把宝宝嘴里的“小虫子”和脏东西都运走。

黏结剂和光固化复合树脂：给宝宝补牙使用的材料，光照后可以迅速硬化成形，硬度和色泽与牙齿非常接近。如果宝宝的牙齿因龋齿导致牙齿缺损，医生就是用黏结剂和光固化复合树脂来修补缺损的牙齿。在清理好的牙齿上，医生先涂上一层黏结剂，光照处理后，填上跟牙齿颜色相似的光固化复合树脂材料，修整好形态，再进行光照处理，牙齿就基本补好了。这种材料既美观又耐用。

爸爸妈妈可以这样告诉宝宝：“医生把你的龋齿清洁干净后，就会涂上一层‘补牙专用小胶水’，用一盏‘小水晶灯’照一下，再填上

‘补牙专用小果冻’，再次用‘小水晶灯’将‘小果冻’照硬后，修整好，你的龋齿就修好了，就可以吃东西了。”

光敏灯：是一种特殊的灯，可以发出蓝光，将补牙用的光敏树脂材料变硬。它不是紫外线，对人体没有伤害。由于需要很短的时间把材料照硬，因此光的亮度很高，不能够用眼睛直视，以防止损伤眼睛。因为光敏灯使用时是放到宝宝嘴里的，宝宝看不到，所以不会伤害到宝宝的眼睛。

爸爸妈妈可以告诉宝宝，这是一盏神奇的“小水晶灯”，它的作用是把刚刚补上去的“小果冻”照硬。可能宝宝会感觉到它有些热。

磨光钻和抛光杯：补完牙后医生会用磨光钻把牙齿上的补牙材料形态仔细修整，这样，宝宝才不会觉得补完的牙齿有不适感。抛光杯的作用是把牙齿上的补牙材料变得更光滑，有利于以后的日常清洁。

爸爸妈妈可以这样告诉宝宝：牙齿补完了，医生会用“小棒槌”把牙齿修整漂亮，再用“小橡皮擦”把牙齿变得更光滑。

◆ 想轻松顺利地就诊，需要多了解、多沟通 ◆

调整好宝宝、家长和医生的角色关系，会让看牙过程变得更愉快

下方是一张宝宝看牙时候的关系图。对比成人看牙时医生和患者一对一的关系模式，宝宝看牙的诊疗关系就显得复杂和难以预测了。因为三个主体各有自己的想法和应对方式，三者之间又互相影响。

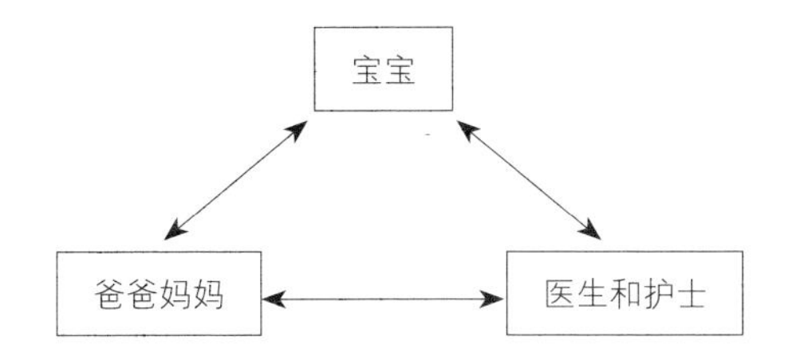

宝宝是患者，爸爸妈妈、医生和护士都为他服务

宝宝可能有看牙的自主愿望，也可能抵触或抗拒，他不是决策人，但需要获得医疗诊治。而宝宝的情绪、身体状况、对治疗的反应，会影

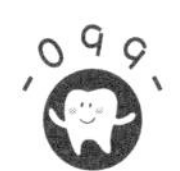

响父母的情绪和决策；当宝宝和爸爸妈妈存在的问题摆到医护人员面前时，也会影响到诊疗方案的制订和实施。

爸爸妈妈（或其他照料者）是代替宝宝提出诉求、根据医生提出的诊疗方案为宝宝做决定的人

通常情况下，医生从爸爸妈妈那里获得孩子的有关信息，医生在开始诊疗工作前，应当征询监护人的想法和意见。在这个关系图中，监护人与他人的沟通非常重要。

在治疗前，爸爸妈妈与医生的充分沟通有利于医生对孩子病情的了解。另外，就诊前和治疗前，爸爸妈妈对宝宝的鼓励和引导，有利于孩子顺利接受牙齿诊治。

医生是实施诊疗工作的主导者

医生可以通过询问、检查，对孩子口腔存在的问题给出专业建议，在协商确认治疗方案后开始进行治疗工作。医生和护士构成的治疗团队在治疗的同时，会采用鼓励、安抚、引导等方式促进孩子配合治疗。

怎样帮助宝宝缓解就诊前的恐惧

宝宝对看牙的恐惧，不是凭空发生的

有些爸爸妈妈自己就害怕看牙，或者一想到要去看口腔科医生就紧

张，这些情绪会潜移默化地被宝宝感受到。聪明的宝宝会这样想：既然爸爸妈妈都害怕看口腔科医生，那么，看口腔科医生一定是一件非常可怕的事情，最好不要去。

日常生活中，有些成年人会拿医生来吓唬宝宝，例如，宝宝不想刷牙时，他会说："不好好刷牙，明天就带你去看医生，让医生把你的牙齿拔掉！"这样，把看牙变成了不刷牙的惩罚，把医生与孩子放在了对立面。长此以往，孩子怎么会喜欢看牙，怎么会喜欢口腔科医生呢？

建议爸爸妈妈这样对宝宝说

"不是每个孩子都有资格去看口腔科医生的，只有那些表现好、出色的孩子，医生才会接见他。看口腔科医生是一件很了不起的事情。"

"爸爸妈妈相信你已经有能力配合医生的检查和治疗了。"

"爸爸妈妈小时候就经常看口腔科医生，配合医生的工作，所以现在牙齿又白又漂亮又整齐。我知道，你也希望自己的牙齿漂漂亮亮的，还希望它们能够帮你吃好多好东西。"

"我们每天都把牙齿刷得干干净净的，下次看口腔科医生的时候，他会表扬你对牙齿的细心呵护。"

"你是牙齿的主人，而且你是个非常有爱心的宝宝，你一定会对小牙齿很好的，是吧？"

如果宝宝知道了这些，或许更乐意去看牙

看牙是个探险的过程，宝宝可以亲身实地了解口腔科医生的工作。宝宝看完牙齿后还可以跟爸爸妈妈分享看牙过程中的新发现。

看牙是一个有趣的过程，宝宝会认识一些新朋友，会学到新的关于牙齿的知识，会见到奇怪的工具，听到奇怪的声音，以及一些神奇的补牙材料。

看牙的时候，医生就像魔法师，宝宝可以看看他是怎样使用“法术”，将牙齿变漂亮的。

宝宝长大了，表现很棒，所以爸爸妈妈认为宝宝有能力参与到保护牙齿的行动中。爸爸妈妈为宝宝申请到一位优秀的口腔科医生，他非常乐意跟宝宝成为队友，一起加入保护牙齿的团队。

顺利看好牙齿就是成功，爸爸妈妈想为宝宝准备一个仪式来庆祝成功，可以和宝宝一起讨论用什么方式庆祝。

配合医生看好牙齿，宝宝会得到医生送给他的一个小礼物。

看牙时可能会有奇怪的感觉，那是牙里的“小虫子”/细菌在反抗，宝宝只要坚持一下，比“小虫子”/细菌略微勇敢一些，就能够战胜它们。

诊前预备课，让就诊过程变得顺畅

了解和鉴别宝宝看牙时哭闹的不同原因

宝宝看牙之前就大哭大闹，很可能是宝宝不喜欢看医生，以往的就医经历、打预防针的疼痛都是他刻骨铭心的记忆。

有些宝宝会在看牙的时候大哭大闹，完全不愿意配合医生，这些往往跟孩子的认知、体验、情绪和经历有关，也跟当时牙齿的状态有关系。有的孩子第一次来就诊，因为牙齿疼痛，知道事态严重，内心渴望医生能帮助他，所以很配合；但下一次就诊时，牙齿已经不疼了，他不理解牙齿已经不疼了为什么还要看医生呢？由此产生抗拒、不配合，甚至会哭闹、逃跑。

上述原因都需要家长提前对孩子做好引导、说服工作，给孩子讲明白为什么要治疗牙齿，如果宝宝非常抵触也可以择期治疗。

年幼的宝宝对陌生的环境、陌生的医护人员，以及陌生的诊疗过程，都会本能地拒绝。又因为年纪小，表达感受的语言能力有限，所以往往会选择哭闹来应对治疗。此时，医生会建议一位家长在宝宝身边陪伴，对宝宝进行安慰和鼓励，减轻宝宝的焦虑和恐惧。

如果宝宝当天情绪不好，或者来医院的路上出现了晕车、呕吐的情况而感到困倦、疲惫，都有可能在治疗时出现哭闹的行为。遇到这种情况，可以先带宝宝离开诊室，在候诊区进行适当休息，待恢复状态后再跟医生协商治疗。

为了让宝宝更愿意配合医生，建议爸爸妈妈定期带宝宝到牙科诊室进行口腔检查，熟悉医生和诊疗环境，并从简单无痛的诊治项目入手，循序渐进地开展治疗。

宝宝看牙过程中哭闹，爸爸妈妈如何应对

在治疗前，爸爸妈妈务必跟医生进行充分的沟通，告知孩子目前的身体情况、患病史、就诊经历、情绪状态、安抚方法等，让医生心中有数。如果宝宝出现了哭闹，医生可以选择合适的行为管理方法引导、安抚宝宝。家长如果隐瞒情况，会干扰医生对宝宝哭闹原因的判断，造成不良后果。

在确认宝宝全身状态正常的情况下，如果宝宝出现哭闹，爸爸妈妈要尽可能表现得镇定，并鼓励孩子配合医生。如果爸爸妈妈表现出慌乱、犹豫和焦虑，被宝宝察觉之后，会摧毁宝宝的配合能力。

如果宝宝的哭闹是由于身体状况不佳或是某些疾病发作，应当停止治疗，及时到相关专科门诊就诊。

宝宝坚决不配合怎么办

看牙时，有时会出现宝宝坚决不配合，令父母、医生非常难办的情形，比如就是不张嘴或者激烈哭闹等。尽管我从事儿童牙科专业工作20年，仍不能安抚所有的孩子。面对孩子倔强不配合，以及家长的焦急无奈，我只好选择“退一步海阔天空”。如果不是急症，还是让孩子缓一缓，之后家长跟孩子做有效沟通择期治疗比较好。

如何跟宝宝沟通呢？相信爸爸妈妈都有自己的智慧和方法。我也把一些家长分享的成功经验罗列在这里，供大家参考。

- 通过接触与牙齿治疗有关的故事、绘本，让孩子了解看口腔科医生的过程。
- 激发孩子的爱心，让他愿意保护自己的小牙齿，寻求专业护理。
- 爸爸妈妈自己去看牙时，带上宝宝，让他借此熟悉环境，并学习如何配合医生。
- 配合医生顺利看牙之后，给予孩子必要的奖励，无论是精神奖励，还是物质的小奖励都可以。
- 求助幼儿园的好朋友或老师，鼓励宝宝去看口腔科医生。
- 在生活中寻找真实的事例，让宝宝自己体会看牙的重要性。

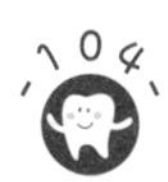

小贴士 一些小技巧可以提升看牙的舒适度

看牙确实是一个不太非常舒服的过程。爸爸妈妈可以给孩子带一些他喜欢的玩具，或让孩子看一段喜欢的视频，用来分散注意力，提高看牙的舒适度。现在，很多牙科诊室里都安装了电视，在宝宝看牙的时候播放动画片。另外，爸爸妈妈对宝宝的鼓励也会提高宝宝看牙的成就感，减轻看牙时的不适。

每次看口腔科医生，爸爸妈妈可以向医生咨询这些内容

爸爸妈妈带宝宝看牙时，可以自建一个表格（如下表），提前准备好要咨询的问题，并根据医生的建议进行落实。从长远来看，只要认真落实，宝宝的口腔健康问题一定会得到改善。

咨询的问题	医生的建议	落实情况
现阶段，孩子牙齿生长发育的情况		
这一阶段孩子的喂养方式是否合理		
这一阶段口腔清洁的方法和效果		
下一阶段需要保持或改进的地方有哪些		

家长还可以把自己想问的问题或者宝宝的一些想法记录下来，比如：

为什么要去看口腔科医生？

口腔科医生在哪些方面可以帮助宝宝？

宝宝怎样跟医生打招呼？

治疗时，宝宝准备怎样配合医生？

看完牙，宝宝要对医生说些什么呢？

……

带宝宝看牙，爸爸妈妈最关心的问题

宝宝看牙时会感到疼吗

治疗之前，医生会根据牙齿的情况评估治疗过程是否会产生疼痛

例如，牙齿龋坏得比较深，存在暴露神经的可能，或存在牙神经发炎、牙根发炎、牙齿肿痛等问题，以及一些门诊手术，这些情况都会提前使用麻醉药。大多数情况下，医生会在治疗区域对宝宝进行局部麻醉，这样做可以减少麻醉药的用量，针对治疗区域麻醉更为精准，减少了很多风险。

尽量让孩子在无痛的情况下进行治疗

由于个体差异和病情不同，孩子对麻醉药使用的效果可能不同，医生在治疗时，会观察或询问孩子的感受，必要的时候会追加麻药。局部感染或炎症比较重的时候，麻药效果会受到炎症的干扰，止疼效果会差一些，为了减少孩子的不适，医生会缩短治疗时间。待急性炎症消除后，麻药的效果会很好，此时再进行后续治疗。

局部使用麻醉药的主要作用是止痛，但同时接受局部麻醉的区域也会产生异常感觉

例如，孩子被麻醉的区域会感觉到肿胀、麻木、暂时性丧失知觉，有的宝宝还会咬肿胀麻木的区域，造成创伤。因此，在使用麻醉药后，爸爸妈妈要看护好宝宝，避免创伤的产生。

治疗牙齿时，医生会使用一些治疗器械，需要宝宝张嘴配合，这些都或多或少有些不舒服，治疗时仪器产生的噪声、水雾和气流，都会让宝宝觉得奇怪。这些不适是局部麻醉不能解决的，目前的治疗手段也不能解决。

所以，在牙科治疗的时候，给宝宝正向的引导、鼓励，是抵御疼痛和不适的另一种方法。

还有一些治疗不会产生疼痛，但宝宝仍然会从心理上觉得疼

这是一种应激反应。询问宝宝的感觉，他们会告诉医生：自己觉得会疼，或者是自己担心会疼。这时候，安慰和鼓励宝宝，或者让他们观看动画片、听音乐，这些都有助于消除宝宝的担忧和紧张。

看牙时使用麻药会影响宝宝智力吗

为了减少治疗时产生的疼痛，对于坏得比较严重的牙齿，门诊治疗前往往会使用口腔局部麻醉药物，帮助宝宝减少疼痛。麻醉药物通常是

经过肾脏或肝脏代谢出去，而且用量较少，不会影响到宝宝的智力。

乳牙的“杀神经”治疗，会对宝宝的恒牙产生影响吗

乳牙的“杀神经”治疗，就是将乳牙中已经出现炎症、坏死的牙髓去除，经过消毒和清洁后，在牙齿和牙根内部放置含消炎成分的糊剂，然后对牙齿进行严密充填的治疗过程，是对于乳牙的牙髓炎症和根尖炎症的一种治疗方法。每颗牙都有自己的牙神经——牙髓，一颗牙齿的牙神经发炎了，就需要杀神经，这种治疗手段不会影响到其他的牙齿。乳牙的“杀神经”治疗是针对宝宝出现问题的乳牙，不涉及宝宝将来要长的恒牙，因此这种治疗不会对宝宝的恒牙产生影响。

怎样记录宝宝牙齿的症状

上颌牙齿可以分别记录为：宝宝右侧上颌从后面的磨牙向中间的门牙依次为E，D，C，B，A；宝宝左侧上颌从中间的门牙向后面的磨牙依次为A，B，C，D，E。

下颌牙齿可以分别记录为：宝宝右侧下颌从后面的磨牙向中间的门牙依次为E，D，C，B，A；宝宝左侧下颌从中间的门牙向后面的磨牙依次为A，B，C，D，E。

每个字母代表一颗牙，排列的顺序可以参看下面的示意图。

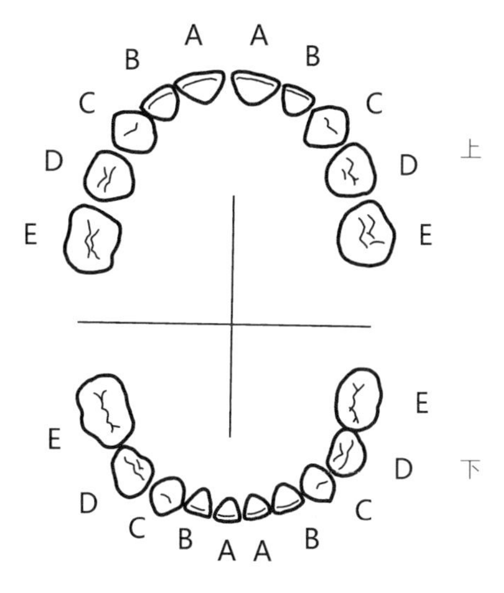

牙位和字母对应表示图

如果宝宝右侧上颌最后那颗牙齿出了问题，可以这样记录（如下表）：右上E，发现缺损2个月，两天前开始疼痛，晚上疼醒过。根据这样记录的情况，医生就基本可以判断宝宝牙齿出了什么问题。

牙齿位置	发现的情况	时间	病情的进展	时间	处理过程	备注
宝宝右上E/右侧上颌最后一颗牙	发现缺损	2个月	晚上疼醒过	2天	无	孩子有过敏性鼻炎

看牙为什么要拍X线片？对宝宝的健康有损害吗

医生通过肉眼只能观察到口腔里牙齿的可见部位，如果要评价牙槽骨中牙根和恒牙的情况，就需要利用X线片进行辅助检查。

拍摄X线片的时候，宝宝需要佩戴防护罩，目前放射检查的X射线的剂量都比较小，偶尔拍摄，不会对宝宝健康产生绝对的影响。

带宝宝看口腔科医生，为什么需要去好几次

牙齿的治疗过程相对来说比较复杂，有些牙齿发炎了，需要进行消炎、封药等处理，这些治疗一次无法完成，因此需要多次就诊。

如果坏牙的数目较多，孩子年龄又比较小，耐受治疗的时间就比较短，每次只能治疗1～2颗牙齿，因此需要多次就诊，来分次解决多颗牙齿的问题。

宝宝年纪比较小，无法长时间坚持张嘴。为了照顾宝宝的感受，医生的治疗时间通常不会很长，对宝宝进行牙科操作治疗的时间，通常会控制在30分钟左右。

越是年龄小的宝宝，能够集中注意力或安静配合的时间越短，为了不引起孩子的烦躁和抵触情绪，单次治疗的时间也极为有限，所以多颗牙齿的治疗往往会分次进行，每次进行治疗的牙齿数目会比较少。

小贴士 控制治疗时间长度有什么好处

1.宝宝可以在自己能够配合的程度内接受治疗，减轻了牙科治疗带给宝宝心理上的压力。

2.适应宝宝体力、精力的应对能力，增加了宝宝配合治疗的

可能性。

3.宝宝的配合，提高了接受牙科治疗时的舒适度，为下一次的治疗奠定了良好的基础。

4.由于治疗时长有限，降低了家长的心理压力，更有助于引导宝宝配合治疗。

5.减少了宝宝和家长处于应激状态的时间，降低了由于应激状态带给身体的不适感受。

已经补过的牙齿，为什么还会出状况

很多爸爸妈妈认为，宝宝补过的牙齿就不会再坏掉了。还有一些爸爸妈妈问我：“坏的牙齿补上了，可以管几年？”还有的宝宝在复查时，发现原来补过的牙齿又坏掉了，询问我是当时的医生没有把牙齿补好吗？这里我就来跟大家谈一下，补过的牙齿是否会一劳永逸，以及为什么补过的牙齿还会出状况。

第一种情况，牙齿损坏的地方被医生修补好了，如果后期没有好好清洁维护，牙齿原来没有坏的部分可能会发生新的龋坏，我们称作“再发龋”。当新的龋坏范围扩大到原来补过的位置，补牙的材料就会发生折断和脱落。还有一种情况，就是牙齿原本就已经严重损坏了，虽然经过医生的治疗和修补，还是不如健康的牙齿坚固，在长期咬合力量的作用下，会出现劈裂，导致已经补过的牙齿需要拔除。

因此，如果希望补过的牙齿尽量不出状况，就需要爸爸妈妈告诉并帮助宝宝格外地爱护这些牙齿，平时要勤刷牙、少吃甜食、少喝饮料，

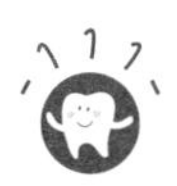

让这些曾经病痛过的牙齿，在接受治疗后能够更长久地保持良好状态，为宝宝的成长助力。

宝宝看牙时会有哪些表现

1岁以内的婴儿

宝宝第一次看牙时都会哭闹，这是婴儿遇到外界陌生环境时的本能反应。为了避免婴儿哭闹导致呕吐、误吸等意外，建议就诊前的4～6小时不要吃东西或喝奶。如果仅仅是进行常规的口腔检查，对于月龄较小的宝宝，检查时，爸爸妈妈可以抱着宝宝，将宝宝的头放在医生的腿上，当涉及治疗的时候，需要将宝宝裹在一块小布单里，家长扶住宝宝的头，以免晃动被划伤。治疗中宝宝会出汗或哭闹，所以在治疗结束后应为宝宝换上干爽的衣服，并喂宝宝一些水。

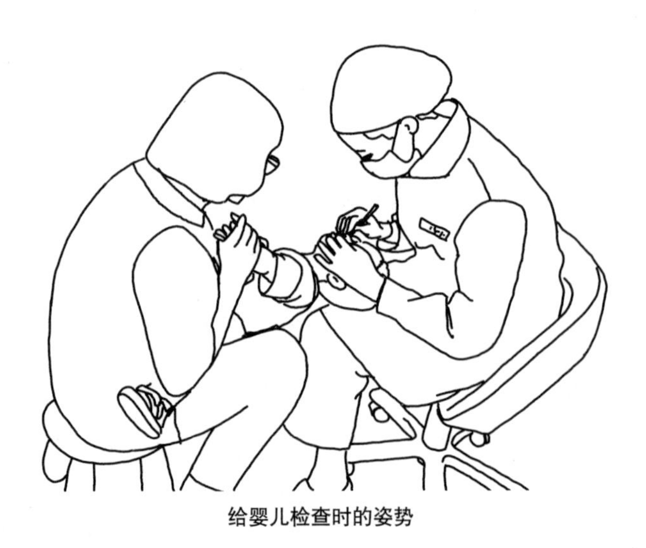

给婴儿检查时的姿势

大一些的宝宝

宝宝有了一些社交经验，来看牙时的表现各不相同：温顺乖巧型的宝宝可以配合医生进行短暂而简单的治疗；紧张为难型的宝宝，有些不情愿接受治疗，可能会哭泣，跟爸爸妈妈讲条件，但在医生和爸爸妈妈的鼓励下，可以接受检查或进行简单的治疗；恐惧害怕型的宝宝，会大哭大闹，不能够主动配合医生的检查和治疗。

宝宝每次看牙时的表现都会不一样，第一次是温顺乖巧型，第二次可能就是恐惧害怕型，这些都是正常的表现，爸爸妈妈要理解。孩子就诊时的表现和他的心情是密切相关的，积极的鼓励与信任是推进孩子配合治疗的有效方式，爸爸妈妈要给宝宝一个明确的态度，让孩子明白，牙齿生病了，需要请医生帮忙治疗，宝宝越配合，治疗的效果就越好，舒适度也越高。

宝宝治疗时哭闹不配合，爸爸妈妈出现焦虑也是正常的，一则担心宝宝不能配合，给医生的治疗带来麻烦，二则心疼宝宝因为疼痛而受苦。爸爸妈妈的态度宝宝是可以感受到的，当爸爸妈妈表现出犹豫不决时，宝宝认为家长可能会阻止医生的治疗，如果自己再哭一会儿，就可以逃避当日的牙齿治疗了。当然，在宝宝哭闹或是情绪十分激动时，医生也会选择暂缓治疗。当父母表现出过于担心自己的孩子，或是不能够接受宝宝哭闹的状态时，医生也会建议暂缓治疗。

宝宝很少吃糖，怎么还出现了龋齿

大家都知道，宝宝容易出现龋齿，跟吃糖的数量，以及吃糖的次数都有直接的关系。如果宝宝牙齿每天跟含糖食物接触的时间长、次数多，都会损坏牙齿；尽管宝宝吃糖少，可是糖果黏附在牙齿上没有尽早清洁干净，也是可以腐蚀牙齿的。

但是，有些家长发现孩子吃糖很少，但也出现了龋齿，这是怎么回事呢?

被食物的“伪装”迷惑

很多零食、糕点含有大量的糖分，只是这些食品的名字不叫“糖果”，但它们却对牙齿有着绝对的杀伤力，比如饼干、点心、薯片、蛋糕、果汁、可乐、乳酸饮料等。这些容易导致龋齿的食品可以大致归为两类：一类是“面粉＋糖”，另一类是“液体＋糖”。

饼干、点心、薯片、蛋糕属于“面粉＋糖”的食物。我们看看这些食物带来的危害：糖分损坏牙齿，面粉帮助糖分黏附在牙齿上，增加了糖分接触牙齿的面积，延长了糖分滞留在牙齿上的时间，二者相互促进，导致了龋齿的产生。

果汁、可乐、乳酸饮料属于“液体＋糖”的食物，它们是怎么破坏宝宝牙齿的呢？糖损坏牙齿，而液体可以帮助糖分渗透到每一颗牙齿上，并且渗透到每一颗牙齿的每一个牙面上，可谓所向披靡。需要补充的是，母乳和奶粉是宝宝早期的食物来源，也有“液体＋糖”的特点，宝宝出牙以后如果把母乳或奶瓶作为安抚方式，会增加宝宝患龋齿

的风险。

从看护人那里获得致龋菌

如果包括爸爸妈妈以及跟宝宝密切接触的看护人容易得龋齿，他们口腔内存在的致龋菌就会通过密切接触，传播到宝宝的口腔中，威胁宝宝牙齿的健康。牙周疾病也有类似的情况，导致牙周病的细菌，在家族中也有聚集性的特点。

而一些不良的喂养习惯更是促进了细菌的传播，比如，大人将食物嚼碎了喂给宝宝；大人直接用嘴试奶瓶中奶液的温度后再喂给宝宝；大人将勺子中的食物吹凉后再喂给宝宝；大人用自己的餐具给宝宝夹菜。

牙齿发育缺陷所致

牙齿在发育的过程中矿化不良、形态结构异常，都会在牙齿上出现薄弱区域，这些区域或者不容易清洁，或者抵抗细菌能力弱，即使在正常饮食的情况下，也有可能出现龋齿。

牙齿排列不齐

宝宝的乳牙通常都会排列得非常齐整，但口腔科医生在临床工作中还是发现有一些宝宝的乳牙存在排列拥挤的情况。拥挤或者咬合关系异常的牙齿，不容易清洁，牙缝中可能会出现残留食物的现象，久而久之造成龋齿。

牙齿清洁得不彻底

保持良好的口腔卫生习惯，是保证牙齿健康的主要方法。有些宝宝虽然不吃糖，不吃零食，也不喝饮料，可是由于家长没有及时、彻底地帮助宝宝清洁牙齿，这样长期聚集在牙齿上的牙菌斑就会引发龋齿。

总之，即使宝宝不吃糖，一些不良的饮食习惯、口腔卫生习惯和牙齿发育问题，也会引起龋齿。

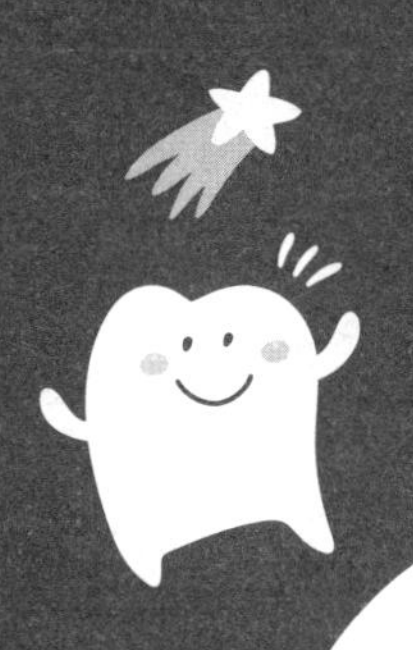

Chapter 5

科学的饮食习惯，对宝宝的口腔健康很重要

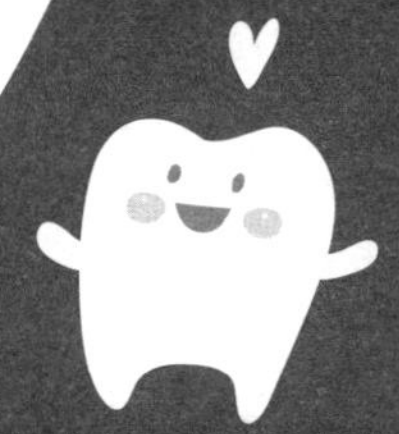

饮食是宝宝获取营养的重要途径。如何让宝宝养成科学的饮食习惯呢？不同阶段，对培养宝宝的饮食习惯有不同的要求和方法，这一部分将会做详细介绍。此外，还有爸爸妈妈更为关心的内容——饮食习惯对宝宝口腔健康的影响。

◆ 哺乳期 ◆

母乳喂养与人工喂养

母乳喂养的优越性

母乳喂养的孩子在生理上具备多重优越性。母乳喂养除了及时给宝宝提供可信赖的、容易消化吸收的营养素，还体现在对呼吸道发育的良好支持。呼吸道由孩子的鼻、咽、喉、气管、支气管及肺部器官组成，呼吸道的发育，依赖于面部以及下颌良好的生长发育，反之亦然。呼吸道阻塞会导致口呼吸，并改变面部和下颌的发育。呼吸道阻塞与过敏、哮喘、耳部问题、鼻窦部问题、食物反流、阻塞性睡眠紊乱、血压变化、心脏等问题相关。良好的呼吸道发育，对于孩子的健康至关重要。

大量研究显示，母乳喂养的孩子不易过敏，耳部和呼吸系统的感染风险低，胰岛素依赖型糖尿病患病风险低，胃肠道问题少，也不容易超重或者出现突发性婴儿猝死综合征。

母乳喂养的时间

母乳喂养是最为理想的喂养方式，从宝宝出生后，到添加辅食，直至像大人一样开始吃饭之前，母乳都是宝宝重要的营养来源。但是对于大一点的宝宝，母乳喂养的次数不能过于频繁。虽然母乳中的乳糖破坏牙齿的能力要比蔗糖弱，但如果长期频繁接触乳牙，且缺乏口腔清洁，仍然存在腐蚀牙齿的风险。所以，建议在宝宝1岁以后停止母乳的夜间喂养，日间的喂养频次也应该减少。

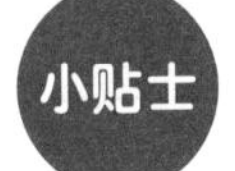

成功促进母乳喂养的十项措施(世界卫生组织2018年更新版)

关键管理规范

1.完成遵守《国际母乳代用品销售守则》和世界卫生大会相关决议。

- 制定书面的婴儿喂养政策，并定期与员工及家长沟通。
- 建立持续的监控和数据管理系统。

2.确保工作人员有足够的知识、能力和技能以支持母乳喂养。

重要的临床实践

3.与孕妇及其家属讨论母乳喂养的重要性和实现方法。

4.分娩后即刻开始不间断的肌肤接触，帮助母亲尽快开始母乳喂养。

5.支持母亲开始并维持母乳喂养及处理常见的困难。

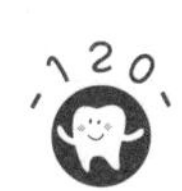

6.除非有医学上的指征，否则不要为母乳喂养的新生儿提供母乳以外的任何食物或液体。

7.让母婴共处，并实践24小时母婴同室。

8.帮助母亲识别和回应婴儿需要进食的迹象。

9.告知母亲使用奶瓶、人工奶嘴和安抚奶嘴的风险。

10.协调出院，以便父母与其婴儿及时获得持续的支持和照护。

混合喂养和人工喂养的宝宝

1岁以内同样是按需喂养，1岁以后，可以根据宝宝的胃口和习惯，定时、定量喂养。由于奶粉中含有半乳糖或蔗糖，因此在给宝宝喂奶后，可以让宝宝再喝一点儿清水，或者用清水清洁口腔，避免滞留在口腔和牙齿上的奶液引起龋齿。1岁半左右，宝宝的吞咽和进食能力已经有了明显提高，应尽量减少使用奶瓶的次数，改用小杯子（或吸管），不要把奶瓶当成安慰品。

夜奶，当断则断

在1岁以内，母乳喂养常常是按需供给，人工喂养或混合喂养也都是采用按需供给的原则。随着宝宝一天天长大，食物种类的增加和胃容量的增大，很多宝宝就停止了夜间喝奶。然而，还有一部分宝宝，由于各种原因，仍然强烈地保持着喝夜奶的习惯。建议宝宝6个月以后最好不再吃夜奶。

大多数6个月以上的宝宝，乳牙已经长出来了，长期夜间饮奶，往往

会导致牙齿被奶液腐蚀，出现龋坏，我们称之为“奶瓶龋”或者“喂养龋”。

小贴士 避免奶瓶龋，爸爸妈妈怎么做

1.如果宝宝的营养摄入充足，家长要帮助宝宝逐渐戒断喝夜奶的习惯。

2.减少夜间喝奶的次数，或者奶瓶里换上清水来满足宝宝吮吸的需求。

3.如果宝宝一时不能戒断夜奶，爸爸妈妈应当在宝宝夜间喝完奶后，用清水和纱布帮助宝宝把口腔内残留的奶液清理干净，避免腐蚀牙齿。

小宝宝自己抱着奶瓶喝奶，是喜是忧

让小宝宝自己拿着奶瓶喝奶，是错误的。宝宝的力气比较小，为了喝到奶瓶中的奶，常常把奶瓶压在上颌骨的位置，这一动作很可能会影响上颌骨前部的正常发育。

如何正确地使用奶瓶？妈妈们别偷懒

正确的喝奶姿势：家长抱着宝宝，让宝宝的头部呈45度微微立起，

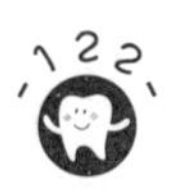

家长帮宝宝拿着奶瓶给其喂奶；当宝宝可以坐住的时候，让宝宝靠坐在家长的身上或身旁，家长帮宝宝托着奶瓶让其喂奶。由于宝宝的平衡能力还不足，站立和行走时不要使用奶瓶喝奶。

喝奶时间：1岁以内可以按需制订喝奶时间。1岁以后，宝宝的大部分营养摄入在白天进行，为了避免扰乱其胃肠节律和睡眠，应尽量改掉喝夜奶的习惯。白天喂奶的时间并不苛求，重点是在宝宝喝完奶以后，要饮用一点儿清水或由大人帮助清洁口腔。2岁以后的宝宝，主要营养是通过每日早、中、晚的主餐获得，可以逐渐减少吃奶的次数。2岁半以后，可以逐渐停用奶瓶。不论宝宝在什么年龄段，都要保持清洁口腔的良好习惯。

是时候戒掉奶嘴了

什么时候需要停用奶瓶

如果停用奶瓶，爸爸妈妈也许会问："不用奶瓶，宝宝怎么喝奶呢？"随着宝宝月龄的增长，他们的饮食逐渐由吮吸方式提升到初步的吞咽方式，并最终达到成熟的咀嚼方式。这个过程在宝宝约12个月时初步建立，2～3岁开始趋于成熟。1岁～1岁半的宝宝如果学会了将嘴里的食物很好地咀嚼并吞咽到肚子里，不出现呛咳，建议此时开始减少使用奶瓶，并逐渐停用奶瓶，改用杯子喝奶。

奶嘴的选择及清洁方式

可以根据宝宝的嘴形，以及奶嘴的形状、长度等因素为宝宝购买对应的型号。奶嘴经常接触奶液，容易滋生细菌，因此每次用完后应该清洗干净后进行蒸煮消毒，备用。另外，奶嘴也需要根据宝宝的喝奶情况进行选择。奶嘴的孔洞过小，宝宝不容易吸进奶液，或是需要花费很大的力气才能吃饱；奶嘴的孔洞过大，一次吸入奶液太多，容易引起宝宝呛咳。所以爸爸妈妈应当根据观察到的情况，及时更换奶嘴。

从奶瓶过渡到杯子

很多宝宝在2～3岁的时候依然使用奶瓶喝奶，其实长时间使用奶瓶，对口腔发育会产生额外的压力。那么，从什么时候开始停用奶瓶，又如何选择一款合适的杯子让宝宝喝奶呢?

前面已经讲过，宝宝1岁半左右的时候，吞咽功能进一步成熟，就可以逐渐停用奶瓶了。可以先选用鸭嘴杯，这种杯子的好处是液体不容易溅洒出来，可提高宝宝使用杯子的信心。

小贴士 胃食管反流

胃食管反流是指胃内容物自发回流到食道。几乎所有婴儿每天都会发生生理上的食物回流。主要原因是婴儿食道松弛，胃呈水平位等原因造成。

婴儿胃食管反流，是睡眠障碍的可能原因之一。如果宝宝夜间睡眠中经常突然醒来，并伴有窒息、咳嗽、强烈的恐惧等，建议及早到医院详细检查。有研究发现，二手烟还会增加婴幼儿胃食管反流的风险，因此，在婴幼儿成长和生活的环境中，尽量避免二手烟的影响，对宝宝的健康也是至关重要的。

安抚奶嘴的是与非

不建议使用安抚奶嘴，如果必须用则尽量短期使用

安抚奶嘴的使用一直存在很大的争议，主要问题是造成咬合关系错乱和口腔不良习惯。如果是为了促进早产儿胃肠发育，可以在宝宝4～6个月的时候适当使用安抚奶嘴，或者听从医嘱。但是，长期使用安抚奶嘴往往会引起孩子对它的依赖，难以戒断。

长期使用安抚奶嘴，容易造成牙齿畸形

国内外的大量研究都显示，非营养性吮吸是造成牙齿咬合紊乱和功能异常的高危因素。所谓非营养性吮吸，就是宝宝在做吮吸的动作，却没有获得食物或营养。使用安抚奶嘴就属于非营养性吮吸。

美国对儿童早期牙齿错𬌗类型的研究表明，前牙开𬌗的发生率最高。分析其中原因，主要是孩子小时候经常使用安抚奶嘴造成的不良后果。宝宝的牙齿在萌出过程中，决定牙齿长到什么位置，长出来多长，

是这一区域力量抗衡的结果。一般来说，上下牙齿逐渐萌出，它们相遇后，双方受到对耠牙齿的阻碍，就会保持正常的长度，而不会长得过长；如果牙齿在萌出的过程中，没有遇到对耠牙齿的阻力，就会长得过长；如果遇到其他的阻碍（如安抚奶嘴），就会停滞在原处，造成低位，引起开耠。而已经萌出就位的牙齿，也会因为长期使用安抚奶嘴出现移位，上前牙会往外突出，引起开耠。

奶瓶的奶嘴、安抚奶嘴以及吮指对孩子的上下颌都可以产生破坏力，这种力量可以使牙弓和硬腭变窄，并最终导致错耠畸形发生。这些错耠畸形包括反耠、牙耠拥挤和其他颌骨问题。而其中的硬腭变窄还会影响口腔上方鼻腔的发育，以及上颌骨中鼻窦的发育。

长期使用安抚奶嘴，温柔地削弱了宝宝的表达能力

宝宝哭闹是在向爸爸妈妈发送信号：我饿了，我困了，我需要你抱抱我，我需要你看看我，我大便了，我不开心，我有些烦躁……

不会说话的宝宝多希望爸爸妈妈能懂他、满足他。可是，爸爸妈妈却给了他一个安抚奶嘴。

一旦启动了安抚奶嘴，爸爸妈妈发现再也不用费力气或者花时间就可以安抚哭闹的宝宝，他们爱上了这个神奇的“小帮手”。可事实上呢？宝宝嘴里总是叼着安抚奶嘴，他怎么哭、怎么笑、怎么说话呢？久而久之，宝宝习惯了安抚奶嘴给予的慰藉，而爸爸妈妈却误以为宝宝爱上了安抚奶嘴。

热爱安抚奶嘴的人，究竟是谁？

非营养性吮吸的利与弊

对于1岁以内的宝宝，非营养性吮吸有一定安抚情绪的作用，也满足了这个年龄段孩子对吮吸的心理需求。

对于0～2岁的宝宝，喝奶、吮吸手指或其他物品，是为了满足自我心理需要或者安抚焦虑紧张的情绪。非营养性吮吸可以改善早产儿的生理行为，同时，通过吮吸还可以促进胃肠道功能的成熟。如果使用安抚奶嘴，每次吮吸时间应当控制在5～10分钟。

然而，大概在宝宝10个月时，他们可以用更为恰当的方式使用小嘴巴，比如咀嚼、啃咬等，通常情况下，安抚奶嘴就可以完全戒断了。

非营养性吮吸的年龄不能超过3岁。此时，宝宝的胃肠功能已趋于成熟，饮食节律基本接近成人，不需要额外的吮吸来刺激消化道。同时，宝宝的乳牙已经全部萌出，牙齿之间长期放置用来吮吸的物品，就会阻碍牙齿达到正常咬合的位置，久而久之，会造成牙齿排列异常。而口腔周围的肌肉长期处于吮吸时特殊力量的控制中，就会抑制骨骼和面部的正常发育。因此，宝宝的非营养性吮吸行为应当适可而止。

其他比较常见的非营养性吮吸，还有吮吸手指（口欲期的婴儿除外）、咬笔头、嘬嘴唇等。

· 辅食期 ·

1岁之前以吮吸为主

婴儿吃奶主要以吮吸为主，具体是这样的：下颌前后运动，舌头两侧卷曲，中间凹陷，与硬腭和上唇，以及两腮的颊脂垫将口腔空间缩小，形成封闭的腔道，产生的负压将奶水吸到口腔中，舌头前后的波浪形运动将奶水送到咽部咽下。

这种吮吸方式持续到宝宝12个月左右。其实在宝宝1岁以前，已经开始进入下一个摄取方式的阶段。12个月左右的宝宝，下颌除了前后运动以外，还出现了左右运动，在添加泥糊状辅食的时候，爸爸妈妈可以看到宝宝下颌的运动轨迹变得复杂，为了能在牙床之间碾压食物，宝宝聪明地发展出下颌的侧方运动，为将来拥有强大的咀嚼功能奠定基础。

1～2岁为宝宝初步咀嚼阶段

1～2岁的宝宝开始进入初步的咀嚼阶段，吃比泥状食物略微粗糙或

硬度有所增加的食物，有助于促进宝宝口腔的发育。例如，将青菜切碎后炒得软一些，或者煮得烂一些，蛋羹中加入少许肉末，白粥里面加入青菜碎，等等，都可以提供给这一阶段的宝宝。

这一阶段的宝宝，刚开始的时候还不能把嘴里的食物都顺利地咽下去，他们常常将食物在嘴里反复嚼碎，然后吐出来。咀嚼的过程让他们感觉很新奇、很有趣，他们享受咀嚼的过程，此时不要强求孩子将嘴里的食物统统咽下去，因为这样的要求对宝宝来说有点儿勉为其难。更好的解决办法是，每次给他们的食物不要太多，让他们的小嘴巴能够适应的食物量由少到多，慢慢增加。

3岁完成咀嚼与吞咽的衔接

3岁左右的宝宝基本完成了咀嚼与吞咽的良好衔接，能够通过牙齿对食物进行有效的加工，可良好地控制嘴唇、舌头、腮部和咽部的协调过程。这个时候，可以给他们提供更为丰富的食物，包括食物的种类、加工方式、味道和软硬程度。应当注意食物的尺寸不要太大，尤其是蔬菜类，以免卡在宝宝的喉咙处。食物长度为1厘米～2厘米更容易让宝宝接受。

如果宝宝存在胃食管反流、吞咽功能障碍、早产、哮喘、肥胖、呼吸道阻塞、睡眠呼吸障碍等问题，可能源于咽部功能障碍，需要请医生检查并确诊，并帮助宝宝解决问题。

小贴士 我们的咀嚼能力好像退化了

随着生活水平的提高，人们的饮食结构也在发生着变化，对食物的选择逐渐趋向于偏软、纤维含量少的，这导致牙齿对咀嚼的要求也在逐步降低。同时，随着人类肌肉力量、骨骼的变化，咀嚼能力也在逐渐退化。这些变化是环境和自然选择造就的结果。当然，为了建立良好的咀嚼功能，促进骨骼、肌肉和牙齿的良好发育，我们要从小注意进行适当而充分的咀嚼锻炼。

• 开始吃饭 •

牙齿需要哪些“营养朋友”

牙齿需要很多“营养朋友”的帮助，才能保证并维持自身的坚硬程度。同时，牙齿还需要另外一些“营养朋友”帮助它维持健康和美丽。

首先，我们看看牙齿为什么那么坚硬，是哪些“营养朋友”在帮助它。牙齿之所以坚硬，是因为它的特殊结构。大体上说，牙齿中包含有机物和无机盐，有机物与无机盐相互结合，就构成了牙齿坚硬的结构。

牙齿中含量最多的无机盐叫作磷酸钙

这个名字太复杂，可以简单称之为“钙质”。如果钙质流失，又没有及时得到补充，牙齿就会变得不那么坚硬，而且容易受到细菌的侵蚀，吃东西的时候也更容易磨损。因此，唾液中的钙、磷都是对牙齿有用的营养元素。我们使用的牙膏中也添加了钙和磷等成分，刷牙时，它们可以作为营养元素滋养我们的牙齿。

另外一种重要的元素——氟

适量地使用氟化物，对牙齿有保健作用。对于口腔中引起龋齿的细菌，氟化物可以抑制它们的生长和繁殖。氟化物还可以在牙齿的表层形成保护膜，不断释放氟元素，牙齿中的无机盐吸收了氟元素，就会变得更加坚硬。

如何给宝宝使用含氟牙膏以及涂氟的方法，前面已经做过非常详细的说明，此处不再赘述。

帮助牙齿维持健康和美丽的营养来源，是丰富多样的天然食品

水果富含大量的水分、矿物质、纤维素、维生素，水分和纤维素合在一起，经过宝宝牙齿的咀嚼，对宝宝的牙齿有冲刷作用，可以将黏附在牙齿上的软垢清洁掉；矿物质可以补充宝宝成长所需的营养物质，其中的钙、磷等元素对宝宝的牙齿健康和发育也是极为重要的。另外，水果中天然的果糖成分容易被宝宝身体吸收，为宝宝的成长提供能量，虽然果糖也是糖类，但当它与水分、纤维素在一起时，水分和纤维素对牙齿的摩擦可以减少糖在牙齿上的停留时间，减少其对牙齿的不良影响。

蔬菜同样含有水分、纤维素、维生素、矿物质。在茎叶类的蔬菜中，纤维素相对较长、较粗，更有利于对牙齿的清洁，这些纤维素也会促进宝宝的胃肠蠕动，让宝宝排便规律，减少食物在胃肠道的滞留时间，增进宝宝的食欲。同时，咀嚼这些富含纤维素的蔬菜，可以锻炼宝宝面部的肌肉发育，促进骨骼的成长，利于牙齿的萌出和排列。

米和面的主要成分是淀粉，米饭、馒头、面条等主食为宝宝提供最

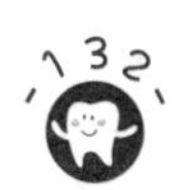

直接的成长能量——碳水化合物。当然，这些食物当中也含有一定的矿物质、微量元素、纤维素。这些食物成分简单，经过蒸煮易于被人体吸收，因为它们不容易黏附或嵌塞在牙齿表面和牙缝之间，使宝宝容易咀嚼和吞咽。

小贴士 混合了蔗糖、淀粉和油脂的加工食品，易导致龋齿

需要提醒爸爸妈妈的是，水果和米面混合了蔗糖、油脂等材料加工之后，如蜜饯、果干、饼干、糕点等，很容易黏附在牙齿上，不容易清洗，为致龋菌提供了养料和滋生的环境，长此以往，可以导致广泛而严重的龋病。

小贴士 茶是天然氟化物

茶叶经过浸泡，氟化物就会溶解到茶汤里，茶叶的种类、浸泡温度和时间不同，会影响所含氟化物的浓度，氟化物浓度由高到低的顺序为普洱茶、红茶、绿茶、乌龙茶、花茶。爸爸妈妈可以用纱布蘸上淡茶水给宝宝擦拭牙齿，但同时应避免让宝宝吞咽茶水，摄入过多的氟化物。这里也强调一下，为了避免过量地摄取氟化物对身体造成不良影响，尽量避免让儿童饮用茶水。

味觉与食物

宝宝的舌头上分布着细细小小的味蕾，帮助宝宝体会酸、甜、苦、辣等味道。宝宝对待食物中的各种味道，从早期的接触和选择，到习惯和接受，是一个漫长的过程，也孕育了宝宝一生的饮食习惯。

哺乳期妈妈品尝到的各种味道都会进入乳汁

宝宝喝了乳汁，早早就能接触到食物的各种味道。早期接触到的味道，有利于日后接受各种食物。人工喂养的宝宝，往往在添加辅食以后才会尝到更多的味道，实际上这个时期开始接触广泛的味道对宝宝来说也是有益的。

添加辅食后，宝宝开始品尝各种味道，清淡一些的更容易接受

此时，不必投其所好，多让宝宝尝试一些味道清淡的食物。尽管甜味非常受宝宝欢迎，也不要每天都给宝宝。苦味和辛辣的味道，对于小宝宝来说，都是极具挑战性的，可以等宝宝大一些了再适当品尝。

小贴士 给爸爸妈妈的小提醒

宝宝喜欢或厌恶某些味道，都是正常的反应，不需要焦虑。为宝宝提供种类丰富的食物，比起味道来更为重要。食物自身就带有不同的味道、口感、硬度和性状，多样化是培养宝宝均衡饮食的关键。

如何让孩子爱上蔬菜水果

了解宝宝不爱吃菜的原因

蔬菜纤维比较粗长，宝宝的乳牙存在牙缝，在咀嚼的过程中，这些纤维容易嵌塞到牙缝之间，让宝宝感觉不舒服。再加上宝宝的吞咽功能还未发育完善，没有嚼烂的蔬菜有时会卡在嗓子里，让宝宝觉得吞咽蔬菜困难，这时宝宝就会把蔬菜吐出来。宝宝的这种行为常常被家长误认为宝宝不爱吃菜。

蔬菜的味道差异很大，有略带甜味的，有略带苦味的，还有口感发涩的，宝宝喜欢的味道不同，如果遇到自己不喜欢的蔬菜味道，他们就不愿意吃了。

爸爸妈妈可以根据孩子的咀嚼和吞咽能力，来制作相应大小和软硬度的蔬菜。2岁以内的宝宝，牙齿还没有长齐，咀嚼和吞咽能力有限，蔬菜要切得细碎一些，做得软烂一些。3岁以上的宝宝，既要培养孩子良好的咀嚼习惯，又要考虑到他们的实际能力，可以将蔬菜切成1厘米～2厘米的长度，炒到中等硬度即可。

怎样科学地给宝宝准备水果餐

水果富含水分、矿物质、纤维素和维生素，是宝宝成长过程中很好的食物。如在一日三餐中间加一顿水果餐，既能补充水分，又能补充能量，还可降低患龋齿的风险。如何准备水果餐呢?

对于婴幼儿，要考虑到水果可能引起过敏，比如桃子上的毛毛，还有杧果，往往可引起宝宝皮肤过敏；还要考虑到水果中酸性物质可能对胃肠道的刺激，比如菠萝容易引起宝宝胃肠反应。所以添加水果时，应先喂一种，待宝宝适应后再添加另一种。

水果的大小和形态要安全，否则容易引起误吞或误吸。宝宝还没有掌握正确的吞咽方法时，不要给他喂食整粒的水果，如樱桃、小葡萄等。对于年龄小一点的宝宝，水果可以用勺子刮成泥状喂给他吃。到了2～3岁，可以把水果切成条状让宝宝自己抓着吃。随着宝宝咀嚼能力的提高，可以让宝宝抱着水果啃咬，这样既可以促进咀嚼功能的发展，还可以让牙齿正常发育和替换。

对年龄小一点的宝宝，可以将水果洗净、切好，让宝宝洗净手后自己抓着吃。宝宝自己吃东西除了锻炼他的咀嚼能力、手部精细动作，还会让他觉得很有趣。大一点的宝宝学会使用餐具的时候，就可以让他自己使用勺子或叉子。另外，还可以带着宝宝一起为家人准备水果餐，不光锻炼了宝宝的动手能力，还成就了一段快乐的亲子时光。

小贴士 不建议给宝宝喝水果水或果汁

有些家长喜欢将水果煮成水果水或榨成果汁喂给宝宝。果汁在压榨或加工过程中，大量维生素被破坏，膳食纤维被分离出来，使水果的营养大打折扣。原本对牙齿有好处的水果，经过加工后变成果汁，反倒容易渗透到牙齿缝隙和窝沟里，导致龋齿的发生。

◆ 尊重宝宝的胃肠节奏，为口腔健康助力 ◆

我们知道，宝宝对营养的吸收主要依靠胃肠道的工作节奏。胃肠道良好的工作节奏有利于消化功能的充分发挥，可提升宝宝对饱、饿的敏感度，让宝宝拥有良好的食欲并顺利排便。

胎儿的原始消化管从胚胎期的第四周开始形成，到宝宝出生2～4年后，消化道的结构和功能才逐步完善。对于胃肠功能仍然处于发育阶段的宝宝，在喂养中需要尊重他们的胃肠工作节奏。口腔对食物的加工可促进胃肠功能的完善，反过来，良好的胃肠功能对口腔的各项功能也大有益处。

爸爸妈妈应该知道的科学喂养知识

当我们吃饱东西后，大脑会发出饱的信号，我们就会停止吃东西，这时胃肠就进入加工和摄取营养的阶段；一段时间后，食物提供的能量消耗了，大脑会发出饥饿信号，胃肠也会咕咕叫，提醒我们要补充食物；夜间睡眠的时候胃肠也进入缓慢蠕动期。一天中如此循环往复，形

成我们胃肠的生理节奏。

宝宝的胃肠也是如此。与成年人不同的是，宝宝的胃比较小，跟他的拳头大小差不多，胃肠功能相对较弱。因此，每顿饭的量比成人的少，两餐之间间隔的时间比成人的短。在喂养宝宝吃饭时，要尊重这一规律，不要由于频繁进食打乱了这一节奏。

怎样吃零食不易患龋齿

无论是糖果、饮料和零食，都是宝宝童年不能缺少的美好记忆。既然回避不了，那么如何吃零食才不容易患龋齿呢？

可以降低宝宝吃零食的频率，比如，每周选择一天的零食时间，时间控制在半小时以内，让宝宝对零食大快朵颐一番，之后彻底清洁牙齿。

宝宝该喝什么，怎么喝

爸爸妈妈都知道，让宝宝多喝水是有益健康的。可是，有些宝宝不爱喝水，就爱喝饮料，怎么办呢？一些家长想出的办法就是，在水里加糖、蜂蜜，或者给宝宝喝果汁。可是这些含有糖分的液体，直接给牙齿上的致龋菌提供了充足养料，会导致宝宝形成严重的龋齿，龋齿进展之迅速会让爸爸妈妈痛心不已。

宝宝喜欢喝水还是含糖的饮料，是从小养成的习惯。所以，在宝宝小的时候，培养宝宝养成喝白开水的好习惯会让他受益一生。家长不要一见孩子不爱喝水就急着往宝宝喝的水里添加糖、蜂蜜等。一旦宝宝养成了只喝甜水的习惯，很难纠正。长期大量摄取甜饮料，对宝宝的健康是不利的。

小贴士 低龄儿童龋

6岁以内的儿童，只要在任何一颗乳牙上出现一个以上的龋坏（无论是否成为龋洞）、因龋病而失去牙齿、因龋病进行修补，即为低龄儿童龋。

3岁或者更小的儿童，牙齿出现光滑面龋，就为重度低龄儿童龋；或者3岁有超过4个牙面的龋坏，4岁有超过5个牙面的龋坏，5岁有超过6个牙面的龋坏，也属于重度低龄儿童龋。

《第四次全国口腔流行病学调查报告》显示，我国儿童患龋率，3岁组是50.8%，4岁组是63.6%，5岁组是71.9%，均处于非常高的水平。因此，宝宝牙齿健康形势不容乐观，需要爸爸妈妈积极参与到防龋的日常工作中。

为不同年龄的宝宝提供不同的食物

为了宝宝的口腔健康，针对不同年龄段，提供不同软硬度、不同大小性状的食物，促进宝宝咀嚼功能的发育，才是父母需要做的事情。

6～12个月的宝宝，乳牙逐渐萌出，食物要相对细软

6～12个月的宝宝应吃加工细软的食物，家长可以使用食物料理机把食物搅碎，做饭时将食材切得细碎一些再加工，在食材的选择上应挑软一些的给宝宝吃。

12～24个月的宝宝，乳前牙基本已经萌出，有一定的咀嚼能力

在给这个年龄段的宝宝加工食物的时候，可以稍微粗一些，且有一定的硬度，比如，将水果和蔬菜切成直径为2毫米～3毫米的颗粒状，硬度接近于肉丸的程度即可。

24～36个月的宝宝，乳牙基本都萌出了，食物的大小可以达到直径在1厘米左右，硬度和成人食物接近

这个阶段的宝宝在饮食上基本接近成人，只是在吃纤维比较长的蔬菜时，可以将食材的尺寸做得小一些，刚开始切成0.5厘米左右，随着宝宝咀嚼能力的增强，尺寸可以渐渐增加到1厘米左右。

原来爸爸妈妈可以这样和宝宝一起吃饭

吃出快乐的亲子时光

安静的环境和愉快的气氛可以增进宝宝的食欲，促进营养的吸收。家长在给小宝宝喂饭的时候，还可以使用情感丰富的语言，跟宝宝讲话，告诉他食物的颜色、软硬度、味道、温度，食物勺子的颜色，小碗的形状和质地等，不但让吃饭的气氛愉快，还能够促进宝宝语言的发展。

就餐时，宝宝会模仿家长的餐桌礼仪，家长可以教孩子如何使用勺子、筷子、叉子等，还可以教宝宝如何夹菜、怎么搭配营养、如何处理撒出来的食物。

有一种饿，叫“妈妈觉得宝宝饿”

很多妈妈经常担心宝宝吃不好、吃不够。宝宝开始吃饭时，妈妈就会预估宝宝的饭量，并且不由自主地希望宝宝多吃一些，渐渐演变成强制喂饭。

宝宝的胃肠消化有自身的节律，遵照节律来进餐，才会起到良好作用，违背了这一生理节奏，往往会给宝宝的身体和心理带来负担。

还有的家长觉得宝宝晚上睡觉会闹，就给他嘴里含块糖。这些食物长期滞留在嘴里，扰乱了口腔正常的微环境，还威胁到牙齿的健康。

此外，长期过量进食，不仅增加了宝宝的胃肠负担，过量的营养摄入还容易引发肥胖，不利于健康成长。

宝宝胖嘟嘟，小心营养不良性肥胖

孩子的饮食如果以高糖、高脂为主，这些高能量的食物超出孩子身体的需要量，又没有通过运动消耗掉，就会变成脂肪储存在宝宝的身体里，导致肥胖。营养问题表现为营养失衡和微量营养素缺乏。然而，在这些情况下，营养不良是不明显和不易察觉的。根据肥胖的程度，需要严格评估某些微量营养素，例如，维生素D和铁的代谢会因脂肪组织的增加而直接受到病理损害。现在，由营养不良和肥胖引起的并发症的发病率越来越高。

肥胖儿童更容易出现打鼾、呼吸障碍，消化道或呼吸方面的问题会制约孩子的运动和睡眠。此外，几乎所有的流行病学研究都发现，体重指数（BMI）的增加与胃食管反流病的症状有关。

这里得出一个结论，肥胖/超重对呼吸道、消化道、心血管系统、糖耐量、骨骼和肌肉的发育等都会产生直接或间接的负面影响。因此，当家里有胖嘟嘟的宝宝时，家长应更加重视孩子的健康问题。

测一测，你给宝宝选对食物了吗

我们可以做个小测试，看看你是怎样给宝宝选择零食的。根据结果，家长看看应该如何给宝宝调整食物品种，怎样给宝宝吃零食，避免宝宝出现营养不良性肥胖。

下面的表格列举了宝宝能够接触的加餐食物，请爸爸妈妈勾出你会给宝宝日常提供的主要食物的频率。

第一组食物名称	爸爸妈妈的选择	第二组食物名称	爸爸妈妈的选择
牛奶	经常/有时/偶尔/从不	调味牛奶	经常/有时/偶尔/从不
新鲜水果	经常/有时/偶尔/从不	鲜榨果汁	经常/有时/偶尔/从不
馒头、花卷	经常/有时/偶尔/从不	饼干、蛋糕	经常/有时/偶尔/从不
酸奶	经常/有时/偶尔/从不	乳酸饮料	经常/有时/偶尔/从不
白开水	经常/有时/偶尔/从不	汽水	经常/有时/偶尔/从不

注：经常＝每周提供5次以上；有时＝每周提供3～4次；偶尔＝每周提供1～2次；从不=每周基本不提供。

测评方法：

第一组（比较健康的、接近天然的食物），经常＝＋5分；有时＝＋3分；偶尔＝＋2分；从不＝＋0分。

第二组（含有大量糖分、能量的食物），经常＝－5分；有时＝－3分；偶尔＝－2分；从不＝＋4分。

两组得分相加，得分越高，说明宝宝的零食选择越健康。如果得出来的分数为负数，提示家长要仔细审查一下自己为宝宝提供的食物，并建议重新调整为健康的天然食物。

与龋齿密切相关的不良喂养问题

爸爸妈妈都希望能够帮助宝宝有效进食，把最有营养的食物喂给宝宝，但同时又担心宝宝弱小的口腔承担不了复杂的食物，往往会根据传统习惯来帮助宝宝吃饭。例如，将食物嚼碎了喂给孩子，或是用大人的餐具给孩子夹送食物，或者为了讨宝宝欢心，经常给宝宝投喂含糖量高的零食、饮料等。殊不知，就是这些看似疼爱宝宝的行为，却给宝宝牙齿的健康埋下了隐患。

千万别先把食物嚼碎了喂给宝宝

我有个2岁的小患者叫瞳瞳，父母十分疼爱她，对她的健康也非常关注。可他们有一个不好的习惯，就是喜欢把食物嚼碎了再喂给瞳瞳。仅仅这一个喂养细节，使得瞳瞳的乳牙几乎都是坏的。殊不知，这样的喂养方式不仅剥夺了宝宝用牙齿咀嚼食物的过程，还将很多细菌传给了宝宝。我们先解释一下，为什么将食物嚼烂后喂给孩子，孩子会被喂出一嘴龋齿呢?

这个过程很可能将细菌直接传给宝宝，影响牙齿健康

在中国的家庭，日常吃饭多采用合餐制，这种在公共的菜盘中夹取食物的过程，很容易导致细菌的传播。共用餐具已经加大了细菌传播的范围，而大人将食物嚼碎后再喂给宝宝，则更加快了细菌的传播速度。这种细菌的传播过程，主要从宝宝1岁左右开始。如果这些细菌里含有导致龋齿的细菌或者引起牙周炎的细菌，都会影响到宝宝未来的口腔健康。

小贴士 口腔细菌在家人之间传播的速度最快

爸爸妈妈口腔里有各种各样的细菌，它们维持了成人口腔环境的平衡，但其中有一些有害菌，可以引起龋齿或牙周炎，例如变形链球菌、乳杆菌、放线菌等。共同生活的一家人，通过共用餐具、亲密接触、唾液，可以把各自口腔中的细菌相互传递。宝宝口腔环境比较脆弱，容易感染这些有害菌，导致龋齿或牙龈问题。宝宝的口腔细菌是在1岁左右开始定植的，3岁左右趋于稳定。有害菌侵入得越早，越容易引起龋齿。

大人将食物嚼烂后喂给孩子，剥夺了宝宝用牙齿咀嚼的过程

不要小看了咀嚼这个过程，它对宝宝口腔功能的发育，颌面部神经、肌肉、骨骼系统的发育都有着良好的促进作用。

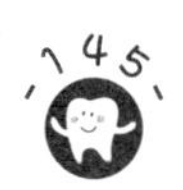

如果忽略了这个成长过程，会让宝宝一直沿袭婴儿期的吞咽进食方式。一方面，食物没有得到很好的咀嚼就被宝宝囫囵吞枣般地咽下去，不仅增加了胃肠的负担，也容易导致食物在体内潴留时间过长，引起便秘和营养过度吸收；另一方面，人类的骨骼是越锻炼就会越坚固、越发达，咀嚼充分会使面部肌肉和骨骼得到锻炼，为牙齿排列提供了足够大的口腔空间，而缺乏咀嚼运动则减少了对牙齿及骨骼的刺激，容易导致骨骼发育不良、口腔空间不足，口腔空间不足会引起牙齿拥挤、乳恒牙替换异常等问题。

还有一点需要提醒爸爸妈妈，宝宝自身的咀嚼运动，同时也促进了面部肌肉的运动，尤其是一些相对较硬的食物效果更好。

丰满的肌肉组织会使宝宝的面部看起来更柔和、更具有活力。相反，不咀嚼或很少吃偏硬的食物，不仅会影响宝宝的颜面美观（肌肉发育不足，面部线条欠丰满），而且久而久之，孩子更不愿意自己咀嚼食物，胃肠动力也因此受限。

小贴士 给宝宝使用单独的餐具，并要分餐

给宝宝使用自己的餐具，让宝宝学会自己吃饭。而且大人要摒弃嚼碎食物喂给宝宝的陋习。

如果家里的成年人有比较严重的牙周病或龋齿，除了积极治疗外，也建议使用单独的餐具。

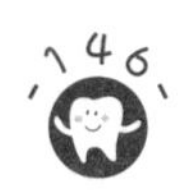

一家人都爱长龋齿是遗传吗

有些家长问我，大人容易长龋齿，孩子也容易长龋齿，是遗传吗？

导致龋齿的因素有哪些

- 细菌（导致龋齿的细菌，我们称作“致龋菌”）。
- 食物（食物的种类、性状、进食次数）。
- 宿主（我们人类个体的口腔环境对细菌破坏牙齿的抵御能力）。
- 时间（细菌利用糖分破坏牙齿，龋齿的发生需要时间）。

影响牙齿发育的遗传因素包括牙齿的形态结构、口腔中的唾液成分、各种酶的活性、唾液的缓冲能力等。这些因素与龋齿的发生、发展有一定的关系。其实，这些遗传因素我们自身决定不了，但影响程度可以通过行为干预大大降低，比如通过日常饮食和生活习惯的改善，做相应的弥补。

宝宝1岁左右，细菌的传播门户打开，我们称作窗口期。此时，与宝宝密切接触的家庭成员口中的细菌会通过口对口亲吻、奶液用嘴测试温度、共用餐具、将食物咀嚼后喂孩子等行为，大量、快速地传播到宝宝口中，这其中就包括导致龋齿的细菌，如变形链球菌、乳杆菌、放线菌等。

龋齿为什么有家庭聚集性特征

- 在同一个家庭中，饮食结构和饮食习惯很相似。比如，妈妈爱吃零食，家中的零食就会比较多，宝宝耳濡目染，自然更有可能爱上吃零食；爸爸爱喝可乐，宝宝当然也不会熟视无睹；家中饮食偏甜，喜欢粥里加糖，喜欢喝饮料或果汁。这些都会影响一家人的口腔健康。

宝宝幼年时，口腔里定植的细菌来自看护者。

如果看护者口腔中有比较强的致龋菌，就可能传染给宝宝。这些细菌大多数是在宝宝1岁左右来到口腔里的。

如果家里的人没有刷牙的习惯，或者刷牙不彻底，残留在口腔中的食物会产生酸性物质，破坏牙齿。因此，家人都养成良好的口腔卫生习惯，保证每12小时能够彻底清洁一次牙齿是十分重要的。

也有一小部分宝宝，牙齿的发育存在缺陷，出生后很容易患龋齿，这与遗传和环境因素有关。例如，遗传性釉质发育不全、早产低体重的宝宝，他们的牙齿萌出时就存在发育不足，很容易患龋齿，因此需要更加精心呵护。

家庭中一些不健康的饮食习惯，如高糖饮食、零食不离口、经常喝含糖饮料等，也会直接对宝宝的牙齿产生不良影响，造成龋齿。

爱吃零食，不仅仅会患龋齿

爱吃零食的宝宝，除了容易患龋齿，还会给身体带来很多问题。

过多食用含糖零食除了易患龋齿，还增加肝肾负担

零食中含有大量的蔗糖，吃得过多，就会腐蚀牙齿，造成宝宝嘴里广泛的龋齿。此外，零食中含有很多添加剂，这些添加剂给宝宝还没有发育完善的肾脏和肝脏增加了负担。

导致胃肠节奏紊乱

每个人都有自己的人体生物钟，也就是各器官的工作节奏，尤其是胃肠，它们按照节奏运转，以保证人体对营养的正常吸收和消耗。经常吃零食，宝宝的胃肠节奏容易出现紊乱，打乱宝宝的饮食规律，并且无法保证一日三餐的正常营养摄入。这种情况下长大的宝宝，不是特别瘦，就是特别胖，还会经常出现胃胀气或者便秘，进而影响身体的健康发育。

情绪感受和表达受到抑制

很多家长在宝宝情绪不良或哭闹的时候给予零食进行安抚。可是，真的只有零食可以充当安抚剂吗?

其实，只有高品质的陪伴、情绪的认同和舒缓，才是安抚宝宝的正确方式，而如果通过给予宝宝零食的方法来安抚他，并不能解决问题，而且是对孩子缺乏责任感的表现。

对于用零食哄大的宝宝，我和一些家长讨论后，制订了以下解决方案，也希望带给父母们一点启示。

设立家庭分享日，可以分享零食、游戏、音乐……

参与者：爷爷、奶奶、爸爸、妈妈和孩子，也可以邀请其他小朋友一起参加。

分享内容：喜欢文艺的家庭，可以一起聆听美妙的音乐，一起阅读有意思的书籍，一起唱歌跳舞；喜欢体育和户外运动的家庭，可以一

起做游戏，可以外出游园、爬山、奔跑……此外，还可以讲故事、看电影、做手工、制作和品尝美食、进行刷牙比赛等。

频度：每周1次。

分享日的作用：

1.教会宝宝，可以分享的不只是零食，还有很多令人愉快的事情；

2.将“家庭分享日”的活动时间固定下来，让家庭氛围更加温馨与和谐；

3.因为时间比较固定，减少了宝宝吃零食的次数，也减少了宝宝患龋齿的概率；

4.家庭各个成员之间的互动，增进了彼此之间的了解，促进了沟通，教育理念和家庭信条也得以逐步建立。

有了这些爱与尊重的滋养，宝宝就学会了用更恰当的方式来表述自己的感受、想法、担心、诉求。慢慢地，也会知道如何表达自己的情绪，学习调节自己的情绪。

你是不是也想给宝宝设计一个“家庭分享日”呢？可以试着写下家庭分享日的主题，和宝宝及家人一起讨论吧。

家庭分享日规划表

活动日期	分享日主题	参加人员	照片

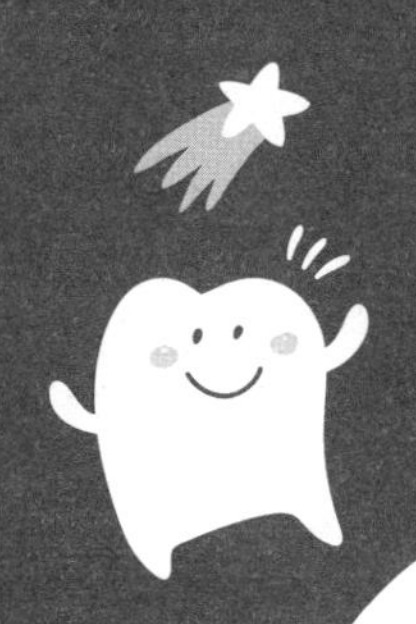

Chapter 6
这些身体发育也和口腔相关

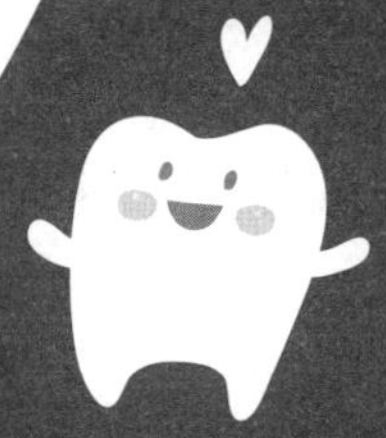

口腔承担着很多功能，例如，良好的咀嚼能力，上下颌骨相对稳定的关系，准确、清晰的语音功能，面部颌骨、肌肉、关节的正常生理活动，漂亮俊美的外貌，等等。此外，口腔与面部邻近的器官和组织也有着千丝万缕的联系。

◆ 口腔与它的“邻居们” ◆

口腔的“近邻”：鼻腔

口腔与鼻腔的关系，就好像楼下与楼上的邻居关系，它们二者之间只有一板之隔——上腭。上腭是口腔的顶部、鼻腔的底部，上腭的形态直接影响口腔和鼻腔的结构形态。如果上颌骨狭窄、上腭高拱，就会挤压鼻腔的空间，导致鼻腔内部鼻中隔、鼻窦的发育受到影响，鼻腔空间结构异常，会造成经鼻呼吸的困难。

正常鼻呼吸的优点

经鼻呼吸，气流通过鼻腔的时候，鼻腔可以暖化空气，降低寒冷空气对下呼吸道的刺激；鼻腔里分泌的黏液可以抵御一部分细菌和病毒，并通过鼻涕排出体外；空气通过鼻腔，可以适当增加湿度，减少对呼吸道的刺激，将空气带到肺部的深处。同时，正常的鼻呼吸功能，有利于面部的正常发育。

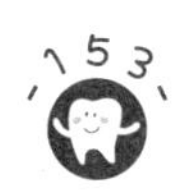

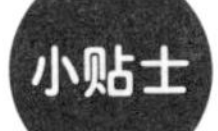

为什么会产生口呼吸

大多数口呼吸习惯的产生，与鼻腔的疾病有关系，如慢性鼻炎、过敏性鼻炎、呼吸道阻塞等。由于呼吸道通气不顺畅，很多宝宝就开始借助嘴巴来增加通气量。

口呼吸可能会造成牙齿不齐和下巴异常

宝宝上颌骨的发育和形态，决定了面中部的外观和上颌牙齿的排列。如果是口呼吸，气流通过口腔时对上颌骨产生额外力量，破坏了上颌骨的力量平衡，同时口呼吸的异常姿态，也导致了上颌骨周围肌肉的力量失去内外平衡，使上颌骨的宽度得不到正常发育，进而引起上颌牙弓变窄，前牙拥挤，而且向前突出。

宝宝下颌骨的发育和形态，决定了面下部的外观和下颌牙齿的排列。口呼吸的宝宝，呼吸时嘴巴是张开的，舌头和下颌骨会相应地下旋或前伸，久而久之，会向两个方向发展，一种是下颌后缩，另一种是下颌前突。

在婴幼儿时期，口呼吸对上下颌骨的形态或者位置的影响并不十分明显，所以很难被父母察觉。但到了牙齿替换的年龄，其负面影响就会非常显著地外露，除了影响孩子的容貌，还会造成错𬌗畸形，如牙齿拥挤、前突、后缩、开唇露齿。

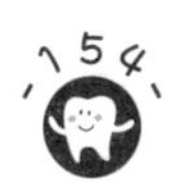

口呼吸影响鼻腔发育，并易引起相关疾病

前面已经讲过口呼吸会导致硬腭高拱，引起鼻中隔偏曲、鼻窦发育不足，进一步加重鼻呼吸的困难。除此之外，口呼吸时，气体直接通过口腔进入呼吸道，空气中的细菌刺激了口腔后部的扁桃体，容易引起扁桃体炎症。而扁桃体发炎肿大会进一步阻塞呼吸道，持续给下呼吸道造成不良刺激。再加上口呼吸会让吸入的空气不能够被充分地润湿和暖化，所以，口呼吸造成的另一个结果是，宝宝经常觉得口干，容易出现呼吸道疾病。

小贴士 正确擤鼻涕的方法

宝宝擤鼻涕之前先让其深吸一口气，然后按住没有鼻涕一侧的鼻孔，让气流从另一个鼻孔呼出，同时将鼻涕擤出来，用手帕或纸巾擦干净。如果两个鼻孔都有鼻涕，可以按照这个方法交替进行。

口腔的“后院”：呼吸道、软腭、扁桃体、腺样体

口腔的后部是我们常说的“咽喉”，是呼吸道和消化道的通路，在这个重要的区域里，还有软腭、扁桃体和腺样体。

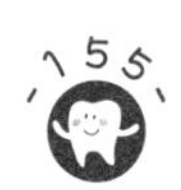

软腭的发音作用

人类说话时腭咽闭合（软腭发生运动，像小塞子一样与咽壁发生闭合）是发出正确声音的必备条件之一。如果发音时软腭与咽壁不能形成闭合，遗留下不同大小、形状的各种间隙，造成发音时口、鼻咽腔相通，气压、气流都出现异常，就不能发出正常的语音，医学上称为“腭咽闭合不全”。

扁桃体和腺样体可以防御疾病

扁桃体位于宝宝口腔的后部，肿大时可以看到，它就像两扇门一样，“守卫”在咽部，抵抗外界致病微生物入侵。扁桃体里充满大量淋巴细胞，当细菌、病毒通过呼吸道入侵人体时，扁桃体最先产生反应，这也是很多孩子出现上呼吸道感染时，都会出现扁桃体肿大的原因。扁桃体产生的免疫球蛋白免疫细胞和黏液，能抑制细菌对呼吸道黏膜的黏附，控制细菌繁殖和扩散，对病毒起到抑制扩散和中和作用，以此抗击疾病。

腺样体是另一个防御器官，位于扁桃体的后下方，鼻腔后壁偏下一点的位置。如果儿童时期受到感染，腺样体会肿大和发炎，也可能造成永久性的肥大。腺样体肥大会在呼吸道的起始段形成阻碍，还妨碍鼻子呼吸，并影响鼻窦的排泄，使宝宝容易患鼻窦炎，也会引起咽鼓管阻塞，而导致中耳感染疾病。腺样体和扁桃体一样都是淋巴组织，在儿童期有一定的免疫功能，对于6岁以下的孩子，是很重要的免疫器官，相当于又一道防线。孩子长大后，腺样体渐渐就退化了。

口腔与耳朵

口腔后部的咽鼓管

咽鼓管是一段连通口腔与中耳的通道，成人的咽鼓管呈“S”形，婴幼儿的则比较平直。咽鼓管有两个开口，一个位于口腔后部，接近人的咽部，另一个位于中耳。咽鼓管对耳朵的功能非常重要。

小贴士 咽鼓管的作用

咽鼓管通过以下功能维持和保护耳朵的正常生理功能。

1.通过咽鼓管的开闭，可以保持中耳内外气压平衡，从而保证中耳传音装置维持正常的活动。由于中耳和外耳的气压得以平衡，鼓膜保持良好的张力，有利于鼓膜的正常振动。

2.中耳出现感染或炎症，产生的分泌物可通过咽鼓管不断向咽部开口排出，避免分泌物积存在中耳。

3.咽鼓管平时处于闭合状态，处于闭合状态的咽鼓管能阻挡说话和呼吸的声音直接传入鼓室。

中耳炎与咽鼓管

婴幼儿时期，咽鼓管的管道比较平直，开口大概与口腔位置平行，

没有落差，口腔内的液体、异物、细菌、病毒等容易逆行进入中耳，引起感染。所以，儿童期的上呼吸道感染很容易引发中耳炎。

随着年龄的增长和面部的发育，咽鼓管的开口会逐渐从接近口腔的位置上移到接近鼻腔的位置，走行变得弯曲，角度也增大，使得鼻咽部的液体、异物、细菌、病毒等感染病灶不容易逆行进入中耳的鼓室腔。所以，成人的咽鼓管可以防止逆行性感染。

食物反流对耳朵的影响

相对成年人，宝宝的胃小，而且在腹腔中处于较水平的位置，胃部与食道连接部位的括约肌功能尚不成熟。当宝宝睡觉、平躺、哭闹时，或者一次性进食数量较大，胃中的食物可能会通过食道反流到口腔内，进而通过咽鼓管流进中耳，引起炎症和疼痛。此外，大量食物反流还可能阻塞呼吸道，造成窒息，威胁宝宝的生命。

所以，喂奶时须保持宝宝头部呈45度，这样可以人为将咽鼓管的开口抬高，防止奶水流入咽鼓管。这一姿势还有助于奶水顺畅地流入胃中。每次给宝宝喂完奶，应当把宝宝竖抱起来，轻拍宝宝的后背，让食物进到胃里。尽量避免让宝宝平躺在床上吃奶。

如果爸爸妈妈怀疑宝宝出现食物反流，要尽早寻求医生的帮助，由医生来判断宝宝是否真的存在食物反流，并予以相应的治疗。

· 口腔与消化 ·

口腔与消化道

口腔是消化道的入口

口腔、食道、胃、肠和肛门构成了人体的消化道，它们各有分工，共同构成了人体获取、加工和吸收养分的各个环节。这些环节分工协作，才保证了宝宝生长发育所需要的物质来源，无论哪一个环节出现问题，都会增加下一个环节的负担，或者引起相应的疾病。

口腔是消化道的原料入口。牙齿可以对食物进行机械性加工，通过牙齿前伸，侧方和上下运动等一系列复杂的动作，将各种食物咀嚼、研磨成细小的颗粒或食糜。在这个过程中，灵活的舌头扮演着搅拌器的角色。当食物被放置在牙齿之间，舌头可以将积存在口腔各个角落里的食物翻转出来，参与到机械加工的过程里。加工好的食物会与唾液充分混合，通过舌体和咀嚼肌的协同工作，它们被送入食道。

舌头上丰富的味蕾在咀嚼的过程中可以感受各种滋味，这是舌头辛勤工作得到的优厚“回报”。与此同时，大脑根据条件反射刺激，促使口腔内分泌大量的唾液，这些唾液是品尝美食过程中必不可少的成分，发挥着多种功能，之后我们再具体解释。

咀嚼与消化的关系

对食物进行机械性精细加工的环节，是在口腔中通过咀嚼运动完成的。食道、胃、消化道里分泌大量促进消化吸收的物质，混合在黏液当中，随着胃肠的蠕动，这些黏液与食糜相互混合，进入消化道的食物被咀嚼得越充分、颗粒越小，总的表面积就越大，与各种消化液混合得越充分，食物中的营养成分就会被吸收得更充分。

宝宝没有嚼碎而吞咽进去的一些食物，往往会以完整的原形被排出体外，爸爸妈妈可以观察到，宝宝大便中那些完整的玉米粒、较大的菜叶等就是咀嚼不充分造成的。这些没有被充分咀嚼的东西，只是在宝宝的消化道里完成了一次有趣的探险旅程，充其量是促进了宝宝的胃肠蠕动，而这些食物的营养并未被充分吸收。

为了让宝宝能够通过吃饭获取更多的养料，就要锻炼宝宝（针对长了多颗乳牙的宝宝）的咀嚼能力。宝宝从没有牙齿时的吮吸、吞咽进食习惯，到长出牙齿后可以咀嚼后再吞咽的进食方式，需要耐心地引导和训练。

训练宝宝咀嚼的方法

根据宝宝牙齿萌出的数量，选择适当粗细度和软硬度的食物。总体规律是：由软到硬、由细到粗、由小到大

刚萌出前牙的宝宝，可以食用粥、蛋羹类的半流质食物，宝宝适应后，可以在粥里添加蔬菜碎屑，或者吃软烂的面条、面片等。

宝宝的磨牙开始萌出时，可以增加食物的粗糙度，食物的尺寸可以略微增大，由碎屑状增至颗粒状，半流质食物逐渐过渡到固态食物，粥可以改为米饭，蛋羹可以改成炒蛋，蔬菜碎屑可以改为小块的蔬菜，蒸肉泥可以改为肉丸或炖肉等。

宝宝的乳牙全部萌出后（大概2.5～3岁），食物种类和加工方式基本上接近成年人的饮食，但此时宝宝的吞咽功能还未完全成熟，建议把宝宝的食物做得比成人的偏小一些，有利于宝宝顺利地吞咽。3岁以后的宝宝，饮食基本上可以和成人一样了。

咀嚼动作和习惯培养的训练

宝宝在没有长出牙齿，或者刚刚长出前牙的时候，非常喜欢啃咬磨牙物品。细心观察宝宝下颌的运动你会发现，他会前后左右运动下颌，有的时候前牙可以磨出“吱吱嘎嘎”的声音，光秃秃的小牙床也会相互摩擦。这些貌似不由自主的动作，都有助于宝宝在不久的将来学会咀嚼运动，家长不用担心，也不必制止。

共同进餐时的示范可以夸张一些

在共同进餐的时候，或者给宝宝喂饭的时候，爸爸妈妈可以做出比较夸张的咀嚼动作，而且要左右两边交替咀嚼，并让宝宝看到这些动作。宝宝会非常聪明地模仿爸爸妈妈，将嘴里的食物进行咀嚼。这种面对面的教授过程是一种潜移默化的行为引导训练，尽管此时宝宝可能还不清楚食物在吞咽之前要经过细致而充分的咀嚼。

训练前做一个简单的说明

当宝宝能够听懂话，爸爸妈妈在演示咀嚼动作的时候可以告诉宝宝，用后牙慢慢嚼烂食物，左边嚼一嚼，右边嚼一嚼。这一训练可以持续到宝宝能够充分进行有效的咀嚼为止。爸爸妈妈可以通过观察宝宝的大便来判断宝宝的咀嚼效果如何。

牙齿排列对咀嚼与消化的影响

排列整齐的乳牙可以顺利完成咀嚼任务

我们的前牙像一排小铲子，可以切断食物；尖牙比较锐利，可以撕碎食物；磨牙有复杂的牙尖、窝沟形态，上下对合，像带有齿轮的磨盘，可以将食物嚼烂。排列整齐的牙齿咀嚼完的食物，一般形态都比较小，可以跟唾液充分混合，形成食团，进入胃里进一步被消化，营养物质被有效吸收，食物在消化道里的旅程顺利流畅。

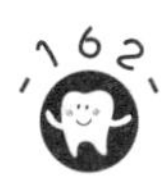

错殆畸形对咀嚼与消化的影响

如果宝宝的牙齿没有排列到正常的位置，或者牙齿的咬合关系不对，我们称作“错殆畸形”，比如，前牙没有排到牙列当中，或者磨牙没有良好的对合关系，这种情况下牙齿就难以完成切断食物、撕碎食物或嚼烂食物的工作。大块的食物没有被充分咀嚼，没有变成细小的食糜，也就难以跟唾液中的消化酶发生反应，影响了食物第一步在口腔中加工的效果。未被充分咀嚼加工的食物被宝宝吞下去后，那些较大的食物只能通过胃酸来处理，延长了食物在胃里消化的时间，增加了胃肠道的负担。

口腔里的唾液

有的小宝宝经常流口水，家长不用担心，等宝宝的吞咽功能成熟了，这种现象就会消失。不过，可别小看了宝宝的口水，它对宝宝的口腔健康起到了重要的作用，与口腔功能的发育密不可分。

清洁口腔

口水的学名叫“唾液”，是一种在口腔中与牙齿、黏膜、舌头广泛接触的液体。唾液的主要成分是水，还含有少量的蛋白质、电解质。唾液有一定的流量，可对口腔起到清洁的效果。唾液对软组织、黏膜有良好的润滑和保护作用，这种作用有利于咀嚼、吞咽。另外，湿润的口腔有利于发音，可以为宝宝学习说话创造条件。

促进咀嚼

唾液对食物起到润滑作用，使得咀嚼过程更为顺畅，避免干涩的食物只留在口腔中相对偏僻的部位，将食物中的成分进行分解，软化食物和碎屑，形成容易下咽的食团。唾液中含有重要的消化酶，例如，唾液淀粉酶可以分解食物中的淀粉成分，使淀粉转化为糖分，便于人体吸收；唾液中还有一些成分可以起到杀菌作用，将摄入的食物进行初步的消毒。

调节酸碱平衡

唾液中含有很多电解质，可以调节口腔中的酸碱平衡，防止牙齿受到酸性物质侵蚀而引起脱矿，保护牙齿。唾液中的钙、磷离子对牙齿有保护作用。唾液中的很多成分覆盖于黏膜表面，对微生物有一定的防御作用。

口腔里的微生物群落与生态平衡

口腔里存在很多微生物，包括细菌、病毒、真菌等。宝宝口腔也不是无菌状态，出生后，这些微生物就通过妈妈的日常饮食，以及密切接触者传递给了宝宝。

口腔中微生物的变化

人类的口腔对微生物比较挑剔，只有极少数的微生物可以在嘴巴

里安家落户。随着微生物的生长繁殖，宝宝口腔内的微生物会发生渐进的、有序的变化，口腔内的微生态环境也发生着变化，这些变化有利于后来微生物的加入和整个微生物群落的演替。随着微生物种类的增加，最终会形成一种动态平衡的、具有生物多样性的微生物群落。随着宝宝牙齿的萌出，微生物群落的分布、细菌的种类也会发生明显的变化。

口腔中的微生物不会无限制地生长和扩充

口腔中有一套限制微生物的防御机制。

- 口腔内黏膜表面旧的细胞会定期脱落，由新的细胞替代，原来附着在旧细胞表面的微生物会随之脱落。
- 咀嚼运动和唾液的冲刷作用也会对微生物产生一定的清理作用。
- 营养物质的供应，也具有抗微生物的特性。
- 唾液自身含有的成分具有抵御微生物的作用。

口腔里常驻的微生物会抵御外来的入侵者

口腔内已经扎根落户的微生物，我们称之为“定植在口腔的常驻微生物”，大部分是对人体无害的。它们能够阻止其他外来微生物的入侵和在口腔内的定植。因为外来的微生物一旦侵入并滞留在口腔中，常常对人体有害。

口腔常驻微生物会死守自己已经占领的口腔内黏膜，不会轻易将“地盘”让给入侵者。它们还能够跟外来入侵者争夺微生物生长所必需的营养物质。它们会制造不利于外来入侵者的生存环境，还会生成一些产物，来抑制外来微生物的生长。

与此同时，人体自身的免疫系统与前面提及的口腔的防御作用，共同防御外来的入侵者。这些防御机制如果受到破坏，或者额外的干扰因素对口腔内常驻微生物造成了破坏，就会削弱口腔抵御外来微生物入侵的能力。

总之，在宝宝口腔这个小小的生态系统中，牙齿和黏膜的表面具有复杂的特性，包括物理的、化学的和生物的。这些特性决定了口腔中各表面生物群落的丰富多样性。这些微生物群落和口腔内环境之间相互作用，让口腔状态得以相对稳定和健康。

◆ 口腔与发音 ◆

人是怎么清楚发音的

发音是否清楚，影响因素很多，包括呼吸道、声门、口腔、鼻腔结构的完整性，神经肌肉的协调性，脑部与发音相关区域的发育与成熟，日常语音环境，等等。简单地说，当我们想说话的时候，大脑会下达指令，紧接着语言和发音区域也会发出相应指令，这些指令到达语音的实际形成区后，神经控制相应区域的肌肉会产生气流，气流通过声门到达口腔，经由舌头、嘴唇、鼻腔的加工，有时牙齿也会辅助，最终产生清晰的语音。

小贴士 建议和宝宝说话用成人语言

经常跟宝宝说话，尽可能使用成人式的表达方式，采用声情并茂、内容丰富的语言表述，这一过程可以让宝宝在语言方面积

累大量的资源。一旦开始说话，宝宝的表达能力就会让人既惊讶又赞叹。

发音不清，都是舌系带惹的祸吗

很多家长很关注宝宝的舌系带，有些宝宝一出生，医生可能就会建议做舌系带手术。其实，舌系带短是需要检查后才能确认的。舌系带短一共有3种情况：第一，宝宝吃奶的时候出现舌系带溃疡；第二，舌头尖不能够伸出口外；第三，舌头尖不能够舔到上腭。出现上述情况才有可能诊断为舌系带短，而当舌系带短并影响到孩子吃奶或发音时，才需要做手术。

宝宝为什么说话不清楚

宝宝说话不清楚，原因有很多，有的时候是一种原因造成的，有的时候是几种原因共同作用的结果。常见的原因有听力障碍、口腔结构异常、发音习惯不正确等。要查明宝宝说话不清楚的原因需要请专业医生逐一排查，诊断明确后进行专业、系统的治疗或训练，才能够解决问题。

在宝宝练习说话期间，家长一定要鼓励宝宝多说话，弱化宝宝发音的问题，保护好宝宝的自信心。更多的鼓励和坚持，才是引导宝宝解决问题的好方法。

如何区分语音障碍和早期发音不清

发育正常的宝宝（除外中枢、听力、结构问题）牙牙学语时，只是模仿周围成人的发音，尚在模拟练习阶段，发音不准是正常现象。例如，辅音替代，把“哥哥”说成“的的”，或者只说元音，把“姥姥”说成“袄袄”。

宝宝通常在4岁半左右语音发育才初步完成，也就是说，宝宝4岁半之前有发音错误很常见，但如果4岁半以后，宝宝发音还不正常就要看医生了。专业的语音医生会对孩子的发音进行评价，并进行专业的语音训练。另外，对于一些复杂的发音，可能需要孩子更大一些时候才能做到发音准确。

此外，与发音能力相关的因素还有唾液的分泌量、神经肌肉功能的协调性、听力异常，等等。这些相关因素需要求助专业医生的检查和评估。

· 口腔与面型、体格 ·

口腔对面型的塑造，不是一星半点儿

宝宝的面型是否完全来自爸爸妈妈

决定宝宝未来面型的因素中，遗传因素占了主要部分，此外还有人类进化因素、功能因素、环境因素等。单从口腔与面型的关系来看，可以从牙齿、骨骼、肌肉、功能等多个因素来了解口腔对面型的塑造。

宝宝刚出生的时候，还没有长牙齿，我们叫作“无牙颌口腔”，这一时期大概持续6～12个月。随着乳牙一颗一颗地萌出，逐渐过渡到“乳牙列”阶段。2岁半左右，乳牙基本都长出来了，上下颌的牙齿有了相对稳定的关系。此时，乳牙列辅助上下颌骨确定了此阶段的位置关系，儿童期的面部形态初见雏形。

面型发育与什么相关

通常情况下，宝宝面部的生长发育是协调、健康的，面部饱满、左右大致对称。这些生长发育包括面部的肌肉、神经、骨骼，还包括上、下颌骨的位置关系和口腔功能的协调性。如果任何一个方面出现问题，都会产生连带影响，可造成面部生长发育的偏差。

宝宝的面型特点与遗传因素有关，也与成长过程中的环境因素有关，内因、外因同时塑造着宝宝的面型。影响面型的病理原因比较少见，例如面部的血管瘤、囊肿、肌肉力量异常、颌骨的发育异常等。

面部形态构成中还包括软组织，如肌肉、脂肪和皮肤。肌肉和脂肪附着在骨骼上，塑造了面部圆润生动的轮廓形态，小宝宝的婴儿肥，就来自饱满的脂肪组织。面部肌肉在各种功能的刺激下健康发育，例如咀嚼功能、呼吸功能、语言功能、面部的表情动作等。

牙齿的排列咬合与面型的关系

牙齿排列整齐，咬合关系正常、稳定，可以让肌肉、骨骼位于正确的功能位置，内外力量均衡，发挥正常的生理功能，相互促进，和谐发育。

同时，一些口腔的不良习惯，如口呼吸、吐舌、咬唇、偏侧咀嚼、吮指等不良习惯，往往会对口腔、颌面部各种方向的力量平衡造成影响，从而干扰面型发育。

小贴士　宝宝喜欢用一侧咀嚼会怎样

如果由于某种原因，宝宝只习惯用一侧的牙齿咀嚼食物，就

会使得面部两侧的功能活动不能对称性发生。经常使用的一侧，由于咀嚼活动带动了肌肉的锻炼，咀嚼力量刺激了这一侧颌骨和肌肉的充分发育。而没有用来咀嚼的那一侧，肌肉和骨骼都没有受到应有的刺激，“用进废退”的原理告诉我们，这一侧的肌肉和骨骼无法得到良好的生长发育，久而久之，会导致面型不对称。

体格发育所需的营养摄入靠嘴巴

口腔功能对称对体格对称与平衡的影响

人体大致是左右对称的。例如，人有左右两只眼睛、两只耳朵，手臂和双腿分布在躯干的两侧；尽管鼻子和嘴巴没有一对，但是它们位于面部的中线，轮廓线条也是左右对称的；我们的骨骼、肌肉的分布，也遵循这样的配置，都是左右对称的。

这样的结构有利于人类适应环境，保持运动平衡。骨架通过肌肉的力量和牵拉让我们站立起来，我们还能够对各种大运动、小运动切换自如。同时，为了让我们越来越发达的大脑保持昂首挺胸的姿态，不让脑袋低垂下来，头颈部、面部、前胸后背的肌肉都参与其中，全方位地维持头部的平衡。

面部的很多肌肉都参与了上述工作，甚至包括我们咀嚼、吞咽和说话时用到的肌肉。所以，我们要充分锻炼这些肌肉，让它们得到更好的发育，来保持体格的稳定和平衡，为健康的体态发挥更好的作用。

小嘴巴带动了智力、体力以及身心的正常发育

从宝宝在母体中出现吮吸手指的动作，从宝宝刚出生时第一声啼哭，从宝宝第一次吮吸奶水，关于嘴巴的一切活动就已经引起了我们强烈的兴趣和关注。

宝宝通过嘴巴发出的声音传达情感和需求，所有准确而可爱的表情都经由嘴巴表露出来，就连还不会说话的宝宝也可以通过活动嘴巴来建立跟周围人的交流途径。

宝宝通过嘴巴展开对外界的探索，例如，感知物体的质地、温度、软硬等。在人生的最初阶段，这些探索和实践都通过各种形式的刺激传达给大脑，促进了大脑的正常发育。

宝宝通过嘴巴摄入营养，为身体的成长和发育提供了必要的物质条件。由吮吸式进食到吞咽式进食，从流体食物到糊状食物，再到固体食物，口腔肌肉得到一步步锻炼。小牙齿带给宝宝的却是大大的健康，它们伴随着宝宝一路成长。

◆ 参考文献 ◆

[1] 王兴主编：《第四次全国口腔健康流行病学调查报告》，人民卫生出版社，2019年。

[2] 张巍、童笑梅、王丹华主编：《早产儿医学（第2版）》，人民卫生出版社，2018年。

[3] 秦满主编：《儿童口腔医学诊疗指南与护理常规》，人民卫生出版社，2015年。

[4] 葛立宏主编：《儿童口腔医学（第4版）》，人民卫生出版社，2012年。

[5] 史真主编：《口面积功能治疗临床诊疗手册》，人民卫生出版社，2016年。

[6] Donald H. Enlow，Mark G. Hans原著，林久祥主译：《颅面生长发育学（第2版）》，北京大学医学出版社，2012年。

[7] Diane Bahr原著，李静主译：《婴儿口腔的秘密》，北京科学技术出版社，2020年。

[8] 萨马兰那亚克主编，郑立武、徐岩英主译：《实用口腔微生物学》，人民卫生出版社，2014年。

[9] 中华口腔医学会发布《婴幼儿龋病防治指南》T/CHSA 011-2020。